Dominique Maisonneuve

De l'Humain, de l'énergie, du mieux vivre

Dominique Maisonneuve

De l'Humain, de l'énergie, du mieux vivre

Notre art de vie

Éditions Vie

Impressum / Mentions légales
Bibliografische Information der Deutschen Nationalbibliothek: Die Deutsche Nationalbibliothek verzeichnet diese Publikation in der Deutschen Nationalbibliografie; detaillierte bibliografische Daten sind im Internet über http://dnb.d-nb.de abrufbar.

Information bibliographique publiée par la Deutsche Nationalbibliothek: La Deutsche Nationalbibliothek inscrit cette publication à la Deutsche Nationalbibliografie; des données bibliographiques détaillées sont disponibles sur internet à l'adresse http://dnb.d-nb.de.

Coverbild / Photo de couverture: www.ingimage.com

Verlag / Editeur:
Éditions Vie
ist ein Imprint der / est une marque déposée de
OmniScriptum GmbH & Co. KG
Heinrich-Böcking-Str. 6-8, 66121 Saarbrücken, Deutschland / Allemagne
Email: info@editions-vie.com

Herstellung: siehe letzte Seite /
Impression: voir la dernière page
ISBN: 978-3-639-87053-4

DE L'HUMAIN

DE L'ÉNERGIE

DU MIEUX-VIVRE

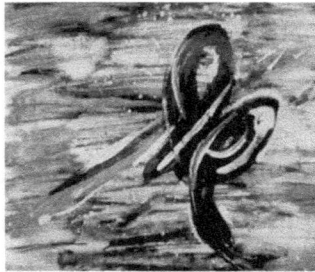

Dominique Maisonneuve

PRÉFACE

Dominique m'a demandé de l'accompagner pour la mise en forme de la rédaction de ce livre, ce que j'ai accepté bien volontiers.

Je ne me suis jamais permis d'intervenir sur le fond en prenant le risque de modifier la pensée de l'auteur. C'est bien la moindre des choses que de la respecter. Mais il est vrai aussi que j'étais plutôt étranger au sujet au départ. Les heures partagées avec Dominique devant ses écrits ont été l'occasion de nombreux échanges au cours desquels il m'expliquait les notions que je ne connaissais pas, il commentait, il partageait ses convictions et même sa passion.

Son chemin a commencé tôt. Progressivement il a étayé ses intuitions et ses ressentis avec des lectures, des rencontres, des formations, des expériences personnelles.

Son engagement est pétri de générosité, il se veut au service des gens. Cet engagement l'a conduit à y consacrer l'essentiel de son temps, donc à en faire son activité professionnelle. Mais toujours dans le partage puisque, en plus des soins, il passe beaucoup de temps dans les formations qu'il propose et même dans les conférences pour lesquelles il est sollicité.

Ce livre relève de la même démarche. Il ne s'agit pas de maintenir dans l'ignorance pour profiter, il ne s'agit pas de faire croire à quelque magie pour nourrir une sorte de pouvoir personnel. Non, Dominique veut que le plus grand nombre comprenne, soit convaincu, s'approprie la démarche, les outils et puisse en bénéficier puisque « nous sommes tous compétents du fait énergétique, des bio-énergéticiens ».

Ce livre mêle rappels fondamentaux, commentaires, témoignages. Il propose aussi nombre de références. Il se veut délibérément simple, accessible. Pour certains il sera un éveil, pour d'autres il permettra d'avancer sur le chemin engagé.

Je suis sûr de son utilité, je suis convaincu de sa sincérité.

Paul Maisonneuve

INFORMATION PRÉALABLE

Avec les postulats de soins énergétiques que j'énonce, comme nombre de confrères et consœurs nous ne travaillons pas contre mais en complémentarité de la médecine allopathique, des médecines et des milieux médicaux, là où chacun peut mettre en œuvre ses connaissances, compétences et savoir-faire au service du mieux-être des personnes et du vivant.

Ne jamais arrêter ou modifier son traitement médical sans l'avis de son médecin traitant.

NOTE DE L'AUTEUR

À travers les pages qui suivent, mon objectif n'est pas de vous faire croire que j'ai trouvé, inventé quoi que ce soit ! Il n'est pas non pas plus de laisser penser que j'ai découvert de nouvelles approches ou techniques énergétiques, ou philosophiques.

Je ne fais ici que vous communiquer ce que j'ai pu observer à travers ma propre expérience lors des différentes formations que j'ai suivies, lors de mes différents apprentissages autour des phénomènes bio-énergétiques, du magnétisme au sens le plus large, des énergies. J'essaie également de partager ma propre expérience professionnelle en qualité de thérapeute en énergie vitale humaine, en soins énergétiques donc, et en qualité de formateur auprès de nombreuses personnes venant de tous horizons et de toutes croyances. Enfin, je souhaite rappeler ce qui est attesté dans différentes traditions ancestrales, ainsi que rapporter de nombreux témoignages écrits de praticiens comme moi, mais aussi d'un grand nombre de chercheurs, médecins et scientifiques du passé et actuels.

Vous trouverez les auteurs auxquels j'ai pu emprunter telle ou telle réflexion, les références ou les citations, en notes, en annexe et en bibliographie.

Je souhaite simplement dans ces pages, par mon témoignage, aux côtés d'un grand nombre d'autres personnes, contribuer modestement, mais contribuer tout de même, à l'édifice social et humain actuellement « en marche ». Il s'agit de participer à une prise de conscience collective qui puisse apporter dans nos vies une autonomie certaine en soins énergétiques et donc participer à une bonne ou une meilleure santé **(note 1)** au quotidien. Je souhaite apporter ma contribution à une prise de conscience collective du fait vibratoire et énergétique, déjà réalité pour nombre de personnes. Ce fait vibratoire et énergétique est un fait environnemental cosmique et donc, par effet

5

de cascade, humain, et il sera peut-être un ultime recours pour l'espèce en cas de grandes difficultés environnementales. Dans ce cas, mais également dans un cadre moins perturbé de l'évolution des hommes et des femmes et de notre bonne vieille Terre, particulièrement dans notre monde occidental, je suis extrêmement convaincu que tous et chacun auront intérêt à recourir à ces pratiques bioénergétiques. Ils auront intérêt à mobiliser, dans leur maison, dans leur village, dans leur immeuble ou quartier, ces pratiques simples et à la portée de tous que sont les soins énergétiques à la personne auxquels je me réfère tout au long de cet ouvrage.

C'est cela que j'exprime, que je tente d'expliquer, de « démontrer », de faire comprendre à mon tour, aux côtés de bien des hommes et des femmes dont certains sont cités en références.

Oui, vraiment, sincèrement, je pense que nous pouvons tous, chacun à notre échelle, dans un cadre familial comme dans un cadre professionnel, utiliser ces outils naturels, intrinsèques à l'être humain, que sont les systèmes bio-énergétiques **(note 2)**, plus communément connus de façon simplifiée sous le nom de « magnétisme ».

Tout le monde a à y gagner ! Les personnes souffrantes, malades ont à y gagner ! Les personnes qui sauront y trouver un moyen d'entretien, de prévention, voire même de bien-être ou de mieux-être, ont à y gagner ! et bien sûr, par effet de rebond positif, les professionnels de ces techniques et pratiques bioénergétiques ont eux aussi à y gagner !
En tout état de cause, c'est vous, suite à la lecture de ce livre, ou même mieux encore, après expérimentation d'une ou plusieurs de ces pratiques, qui pourrez le dire.

Dès lors, connaissant quelque peu ces pratiques et les utilisant vous-même, même seulement dans un simple cadre familial, vous aurez plus de facilités pour juger si oui ou non, telle ou telle technique semble être sérieuse et si tel ou tel professionnel semble être sérieux, compétent, et s'il vous semble efficient ou pas, pour vous, là maintenant, ou discutable, sujet à caution.

C'est donc vous, par votre propre libre arbitre, qui pourrez vous déterminer.

Et ça, c'est une bonne nouvelle !

LA TERRE ET L'HOMME AU SEIN DE L'UNIVERS

Un être humain positionné sur notre bonne vieille Terre au niveau de l'Équateur, tourne sur lui-même grâce à la rotation de notre planète, à la vitesse de 1 600 kilomètres à l'heure.

La Terre elle-même tourne autour de notre Soleil à la vitesse de 108 000 kilomètres à l'heure.

Le Soleil emmène notre planète ainsi que toutes les autres planètes de son système dans une ronde autour de la Voie lactée, soit une rotation de notre galaxie à près de 230 kilomètres/seconde.

La Voie lactée à son tour fonce vers sa galaxie jumelle Andromède à la vitesse de 90 kilomètres/seconde.

Le groupe local de galaxies (une dizaine de galaxies dont la Voie lactée et Andromède) « fend l'air » attiré par l'amas de la Vierge, une agglomération d'un millier de galaxies, à quelques 600 kilomètres/seconde.

Et ainsi de suite, sachant que notre Univers est en constante expansion.

Partant de ce constat déterminé par les observations et calculs des plus grands scientifiques actuels, l'être humain n'a donc jamais été plus d'une seule seconde au même endroit dans l'Univers.

Celui-ci (l'Univers) étant exclusivement, de par sa nature, composé d'énergie, notre environnement énergétique au sein même de l'Univers est de facto en constante et perpétuelle évolution et donc transformation et mutation.

Dans de telles conditions, comment nous, espèce humaine, ne pourrions-nous pas ou ne serions-nous pas évidemment, influencés, voire « perturbés » par ce changement énergétique permanent. Que cela nous plaise ou non, il nous suffit de regarder le chemin parcouru par l'Homme au cours des âges pour comprendre que, de nos jours encore, nous sommes évidemment en perpétuelle et naturelle mutation, due à notre environnement énergétique planétaire au sein de notre système solaire, puis galactique, puis de l'Univers.

LE CHAMP MAGNÉTIQUE TERRESTRE

Le champ magnétique terrestre est un ensemble des phénomènes magnétiques liés au globe terrestre. Magnétisme terrestre :

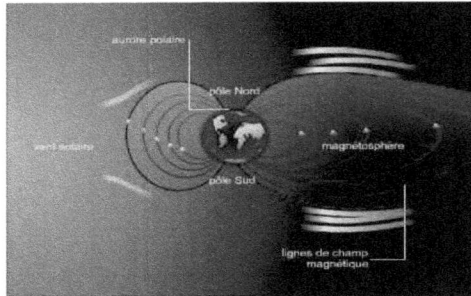

Le champ magnétique terrestre, en changement permanent (là encore), est créé par les mouvements du magma à l'intérieur du noyau terrestre (celui-ci est composé essentiellement de fer et de nickel). Ce noyau se comporte ainsi comme un gigantesque aimant. C'est ce champ magnétique qui oriente l'aiguille des boussoles. Sa direction et son intensité ont varié au cours des siècles. Sa zone d'influence dans l'espace constitue la magnétosphère ; elle nous protège du vent solaire (particules très énergétiques émises par le Soleil) et de ses particules chargées qui élimineraient toute forme de vie à la surface de la Terre.

© Larousse 2006

Que viennent faire ces données particulières et spectaculaires ?

Tout simplement pour bien comprendre que nous, les êtres humains, enfants de la Terre et de l'Univers, sommes exactement comme elle et comme lui et, avant toute chose, de nature énergétique. Monsieur Hubert Reeves dans le hors-série de *Sciences et Avenir* de mai-juin 2009 :

Nous savons aujourd'hui que les atomes dont nous sommes faits ont été forgés dans les étoiles, que nous faisons partie intégrante de l'histoire de l'Univers. Tous les événements qui s'y passent et s'y sont passés, sont en rapport avec nous.

De ce fait, et du fait de notre naturelle et inéluctable évolution énergétique due au mouvement même de notre planète Terre et de son environnement stellaire, nous ne pouvons, nous, êtres humains, qu'évoluer énergétiquement parlant <u>et être pour le moins influencés et imprégnés par et de cela</u>.

C'est précisément pourquoi les anciens dogmes et les anciennes croyances, comme les anciennes pratiques autour de l'énergétique humaine, changent, se modifient, évoluent, se transforment. À cela s'ajoutent et s'additionnent en confirmation de ce propos les découvertes scientifiques les plus récentes, comme celles qui le sont moins, en biologie **(1)** comme en physique quantique **(2)**. Enfin, viennent pousser et relayer de plus en plus rapidement ces observations, les réseaux de communication actuels où témoignages et confirmations de plus en plus nombreux de personnes de tous statuts affluent.

Bien que les recherches et développements scientifiques en ces domaines existent depuis déjà de très nombreuses années, c'est seulement maintenant que ces informations peuvent êtres lues et vues par nous tous, « grand public ».

À partir de là il me semble maintenant important de revenir sur l'historique et les recherches en soins bio-énergétiques à l'Homme, pratiques évidemment particulièrement et éminemment adaptées à notre espèce et trop souvent connues sous le simple nom de « magnétisme ».

C'est parce que je connais l'Histoire que je suis à même de comprendre aujourd'hui.
(Auteur inconnu).

CE LIVRE VOUS EST DÉDIÉ

À vous et à toute personne au monde qui, comme vous, oserait avoir la curiosité de regarder ailleurs pour voir autrement.

À vous, et plus particulièrement à tous les jeunes, pour qu'ils conservent joie et confiance en la toute-puissance de la vie, quels que soient les événements qu'ils doivent affronter et pour lesquels ils n'ont pas la possibilité de se déterminer au préalable.

Il y a un message d'espoir pour un monde nouveau, qui, par une meilleure compréhension de l'Univers et de ses lois naturelles, peut être à même d'éviter les erreurs du passé. Ce message offre la possibilité de se préparer consciemment un avenir de paix, d'entente mutuelle et de réalisations communes, comme l'humanité a déjà su le faire à plusieurs reprises dans sa très longue histoire de plusieurs millions d'années **(3).**

L'humanité en pleine mutation, et de ce fait en phase évolutive perturbée avec le mirage de la matière, tend périodiquement à masquer la réalité de l'énergie. Ce livre rappelle que seules la pensée, la communication et les énergies sont facteurs de renaissance et source de mouvement.

(D'après Rudolf K. Vogel)

PRÉAMBULE

C'est à l'âge de sept ans que j'ai eu mes premiers « ressentis », mes premières sensations « autres ». Quelque chose de différent dans ma perception du monde, dans la perception de notre environnement au sens large et qui n'était pas explicité, exprimé dans mon éducation, dans mon environnement familial ou social.

Comme tous les jours, nous rentrons à pied de l'école avec mon jeune frère et un copain du même âge. Cette fois-là nous avons décidé de faire un détour par l'immense allée de chênes centenaires conduisant à un château proche. Nous avons imaginé trouver là des étoiles sur les arbres et celles-ci nous conduiraient certainement à un trésor ! Ayant choisi dans cette magnifique allée un premier chêne afin d'y découvrir notre première indication du lieu du trésor, nous découvrons, ô surprise, 1, 2, 3, 5, 7... étoiles, naturellement dessinées, naturellement incrustées sur cet arbre, vraiment ! Je regarde ce chêne vénérable en m'efforçant de résoudre dans ma petite tête d'enfant ce mystère. C'est à ce moment-là que je perçois en moi et pour la première fois cette sensation nouvelle, ce ressenti de quelque chose d'autre, de différent. Mais quoi ? Il y a « des choses » autres qu'on ne nous explique pas et qui pourtant existent, je le sens, je le ressens. J'enlace cet arbre en un élan instinctif naturel d'amour, d'adhésion, de compréhension et de remerciement, puis, avec un sentiment de honte diffuse, je m'écarte de cette étreinte, m'assurant toutefois que, autour de moi, personne ne m'a vu réaliser ce geste.

Quarante ans plus tard et même un peu plus, j'ai trouvé le trésor !
Les étoiles à cinq branches peuvent représenter les femmes et les hommes que je reçois en soins énergétiques à la personne et en formation ! De plus, l'enlacement homme-arbre est maintenant bien reconnu, presque galvaudé, mais ô combien recommandé. J'étais simplement à cette époque-là déjà en préparation de ce que

j'allais devenir aujourd'hui. J'étais simplement en préparation pour devenir un homme de mon époque, simplement dans le courant d'évolution historique de l'humanité, découvrant ou redécouvrant les bienfaits énergétiques de notre environnement, homme et nature inclus dans un même univers énergie !

Il n'y a pas de plus grande folie au monde

que de condamner pour faux

ce qu'il ne nous semble pas vraisemblable,

et de ramener la puissance de dieu

et de notre mère nature

à notre propre capacité

et à notre propre suffisance.

(Montaigne, essaye n° 26)

NOUS SOMMES TOUS DES BIOÉNERGÉTICIENS

À cette époque où nous retrouvons les bienfaits de l'alimentation biologique, des plantes équilibrantes et autres compléments alimentaires pour notre santé ; à cette époque où nous allons, je l'espère, vers l'agriculture bio pour tous, vers un habitat écologique, préparé et traité avec l'aide de la biologie de l'habitat (géobiologie) **(note 3)** et/ou du Feng Shui, habitat bioclimatique et autonome ; à cette époque où nous redécouvrons les valeurs sûres, des merveilles qui nous sont données telles quelles par la nature, par notre nature environnementale et de par notre nature d'hommes, d'êtres humains ; à cette époque donc, il est grand temps mais possible chaque jour de bien comprendre tous nos potentiels innés de santé **(note 1)**, de soins, voire même de guérisons **(note 4)**. Ces potentiels naturels intrinsèques à l'être humain, universels, qui existent en chacun d'entre nous, sont à découvrir ou plus exactement à redécouvrir, à utiliser et à développer, pour notre propre bien-être, celui de nos proches et de tout notre environnement.

Qui aujourd'hui pourrait douter de toutes nos aptitudes naturelles pour notre propre santé **(note 1)** et pour celle d'autrui, cela particulièrement par imposition des mains, grâce aux divers systèmes et pratiques bioénergétiques.
Jacqueline Bousquet **(4)** & **(note 5)**, qualifie d'informationnelle la transmission d'énergie par « magnétisme ». Celle-ci, l'imposition des mains pour la transmission d'énergie, commence par ailleurs à être dénommée « médecine quantique ».

Si vous-même n'y croyez pas, sachez-le bien, soyez-en sûr : oui, cela est possible pour vous et pour nous tous car nous sommes tous, de fait, des bioénergéticiens-nés !
Découvrez, ou redécouvrez ces possibilités. Apprenez ces bontés naturelles et utilisez ces bienfaits, pour vous, pour vos proches, pour tous les humains et tout le vivant !
Oui, il est vraiment et réellement possible de dire que nous avons tous en nous la

capacité à recevoir de par notre nature, des soins énergétiques et par là-même que nous pouvons tous, **chacun à notre échelle,** pratiquer ce type de soins énergétiques !

Ne soyons pas stupides et apprenons ce qui, d'ores et déjà, nous est utile pour notre bien-être ou mieux-être au quotidien et qui, demain peut-être, nous sauvera tous ! Allons-y avec force, assurance et sincère conviction. Oui, nous avons en nous, tous, oui tous, cette capacité à donner des soins énergétiques à nous-mêmes et à autrui, par transfert énergétique par imposition des mains. Je ne suis absolument pas le seul à penser, à croire, à savoir et à dire cela ! Bien d'autres personnes le savent depuis l'aube des temps et de nombreux scientifiques de tous bords l'ont démontré ! Tous les jours, des voix de plus en plus nombreuses, enfin, le disent haut et fort !

D'autres façons de faire existent, sont découvertes ou redécouvertes par des chercheurs en ces domaines. C'est une réalité et ce sera, je le pense, de plus en plus la réalité des temps à venir. C'est même une nécessité. Bien sûr, nous n'en sommes encore qu'à des prémices, peut-être plus particulièrement pour nous autres occidentaux. Mais maintenant cela dépend aussi de nous ! De vous ! De nous tous ! Nous en avons le devoir, nous en avons la responsabilité !

Nous sommes au 21ᵉ siècle, bon sang ! Alors maintenant, allons-y !

UN HISTORIQUE CONNU ET MÉCONNU DE L'ÉNERGIE

Il y a plus ou moins cinq mille ans, **en Inde,** les Indiens considéraient qu'à la base de toute forme de vie se trouve une énergie universelle appelée Prana ou énergie vitale. Cette énergie émane de nous, nous « baignons » dedans, nous vivons avec et grâce à elle et c'est elle que nous utilisons bien évidemment en soin. L'ayurvéda, ce système médical complet et cohérent, résolument holistique qui nous vient de l'Inde ancestrale, a observé que notre corps physique est entouré d'autres corps de nature plus subtile. Ils sont reliés au corps physique par des chakras, sortes de tourbillons d'énergie, de vortex, de portes d'entrée de l'énergie, connectés à un réseau de canaux énergétiques : les nadis pour l'ayurvéda, les méridiens pour la médecine traditionnelle chinoise.

Dans cette approche et pratique médicinale, c'est le malade qui est soigné et non pas la maladie, tout comme l'ont évoqué Édouard Bach (fleurs de Bach), mais aussi Claude Bernard qui disait : *La maladie n'est rien, le terrain est tout.*

En Égypte, un papyrus, découvert dans les ruines de Thèbes par Georg Moritz Ebers, (égyptologue allemand, 19ᵉ siècle), témoignerait que l'imposition des mains était utilisée à cette époque. Il contiendrait ces mots : *Pose la main sur le malade pour calmer la douleur et dis : « Que la douleur s'en aille ! ».* Chez les Égyptiens comme chez les Hindous de l'Antiquité, l'aura était figurée par une sorte de vapeur, d'émanation.

En Chine, trois mille ans avant notre ère, la médecine chinoise traditionnelle est fondée sur une théorie du fonctionnement de l'être humain en bonne santé. Elle tente d'expliquer les causes des maladies et les mécanismes biologiques et psychiques qui en sont les conséquences. Elle cherche à comprendre l'être humain dans son ensemble, tant du point de vue visible qu'invisible. Les Chinois appelaient « Chi » l'énergie présente dans toute matière. À l'intérieur du Chi, deux forces existent et sont en opposition : le yin et le yang, c'est-à-dire le féminin et le masculin, le négatif et le positif, la nuit et le jour. Lorsque ces forces se compensent, elles exercent l'équilibre parfait. Les Chinois qui ont construit les premières boussoles ont aussi appliqué les aimants naturels sur les méridiens d'acupuncture pour soulager, voire même pour guérir un grand nombre de maux et de dérégulations fonctionnelles.

Aujourd'hui encore, la médecine traditionnelle chinoise, l'acupuncture et d'autres médecines estiment que la base de la santé pour les êtres humains et la nature en général, est l'équilibre du yin et du yang. Il est à noter qu'en technique dite « des polarités » nous utilisons toujours ces outils. L'acupuncture chinoise, dont les succès et la renommée ne sont plus à démontrer, consiste à équilibrer les énergies du corps humain. Ces énergies sont, dit-on, aussi importantes que notre alimentation ou que l'air que nous respirons.

Vers 500 avant J.-C., **en Grèce**, la pratique de la médecine par imposition des mains pour guérir certaines maladies, certains troubles, était en usage de même que chez les Romains. Les Grecs s'intéressaient aussi bien à la magnétite qu'au fluide des guérisseurs. Pythagore parlait de l'énergie vitale dans l'être humain comme d'une force lumineuse, comme un fluide subtil imprégnant tous les corps et doté d'un pouvoir curatif. La doctrine pythagoricienne et celle des stoïciens souligne que la médecine par imposition des mains pratiquée par les Asclépiades était considéré comme procédant de données rationnelles. Dans la Grèce antique, Asclépiades est le nom donné à plusieurs familles vouées à l'exercice de la médecine. Elles prétendaient descendre du dieu Asclépios par son fils Podalire, d'où leur nom. Il y avait des Asclépiades à Épidaure, à Rhodes, à Cnide et à Cos. Hippocrate (le serment d'Hippocrate), Hippocrate de Cos, considéré traditionnellement comme le « père de la médecine », appartenait à l'une de ces familles, donc devait pratiquer l'imposition des mains. Homère nous dit que certains hommes ont la main médicale, c'est-à-dire que chez ces personnes la main possède la propriété de guérir les malades. De son côté, Pline nous dit qu'il y avait une espèce d'hommes qui avait le don de guérir par le tact, en appliquant seulement les mains.

Chez les Romains, outre les thermes, nous retrouvons la médecine dans les temples, notamment celui d'Esculape. Celse et Galien, mais aussi Nicolas Lucien Leclerc (médecin militaire, traducteur et historien français, 19ᵉ siècle) nous convainquent de la connaissance et de l'usage d'alors de procédés et de passes magnétiques encore utilisés de nos jours.

Au Moyen Âge la pierre d'aimant, connue depuis l'antiquité, prit une vogue considérable. En font foi les écrits d'Aetius d'Amida. L'utilisation médicale de l'aimant devait se poursuivre au-delà de cette période. Durant cette époque médiévale, les impositions, les passes, le souffle et tous les procédés du magnétisme humain eurent leurs praticiens. Ces magnétiseurs procédaient presque tous avec contact. On les nommait « les toucheurs ». Depuis Clovis ou Saint Louis et jusqu'à Henri IV, les rois de France guérissaient par le toucher et en particulier pour les écrouelles. Je souhaite aussi, puisque nous en sommes au Moyen Âge, avoir une pensée pour tous ceux et toutes celles qui périrent à cause de leurs savoirs et compétences mis au service de leurs contemporains, boucs émissaires par trop faciles et pourtant ô combien utiles et irremplaçables à cette période-là. **(5)**

Au 15ᵉ siècle, **Basile Valentin**, moine bénédictin et alchimiste, est le premier à écrire sur ce que l'on nomme aujourd'hui la radiesthésie, détection du non-visible grâce le plus souvent à un pendule ou aux baguettes de sourciers.

Né Philippus Théophrastus Auréolus Bombastus Von Hohenheim, **Paracelse** (1493-1541), au 16ᵉ siècle, décrivait la force du magnétisme sidéral comme une force capable de guérir et de favoriser le développement spirituel. Il joue un rôle fondamental dans la diffusion du magnétisme. Paracelse découvre et nomme également ce qu'il appelle « l'évestrum », connu de nos jours sous le nom d'« aura ».

On attribue à **William Gilbert** (1544-1603) l'honneur d'être le premier à avoir fait une étude scientifique du magnétisme. Il fut d'ailleurs le premier à proposer que la planète soit en fait un gigantesque aimant.

Le mathématicien alchimiste, chimiste, physiologiste et médecin **Jean Baptiste Van Helmont**, (1579-1644) découvrit le gaz carbonique et le rôle du suc gastrique dans la digestion. Il eut le grand mérite d'établir un pont entre l'alchimie et la chimie. Il publia *De magnetica vulnerum curatione* (Le Traitement magnétique des plaies). Helmont aurait supposé que chaque corps dans l'Univers est imprégné d'un fluide universel, constitué précisément d'énergie vitale pure.

Valentine Grestrakes (1628-1683) gentilhomme irlandais, vit ces cures de magnétisme attestées par plusieurs médecins de son temps.

Franz Anton Mesmer (1734-1815) médecin badois, découvre un fluide magnétique aussi appelé « magnétisme animal », qui imprègne à la fois les objets et les êtres vivants, pouvant agir et interagir avec eux. Il l'appellera le « mesmérisme ». C'est lui qui représente la transition entre les théoriciens du magnétisme sidéral et les notions plus simples qui prennent en considération la radioactivité individuelle humaine. **(note 6)**.

Le physicien et médecin italien **Luigi Galvani** (1737-1798) décrit pour la première fois le phénomène de bio-électromagnétisme en disséquant des grenouilles : *Le bioélectromagnétisme est la production de champs électriques, magnétiques ou électromagnétiques par les cellules, les tissus ou les organismes vivants. Le potentiel de membrane des cellules et les potentiels d'action propagés par les fibres nerveuses* *sont des exemples du bioélectromagnétisme. Les cellules des organismes vivants font usage de la bioélectricité pour stocker de l'énergie issue du métabolisme, pour produire un travail ou pour transmettre des signaux à d'autres cellules. Lors du mouvement des charges issues des potentiels bioélectriques, **un champ biomagnétique est généré**. Le bioélectromagnétisme est donc le cadre d'étude des champs électromagnétiques des êtres vivants ; il regroupe des compétences en biologie (physiologie cellulaire), en physique (électromagnétisme) et en chimie (potentiel rédox* (voir bioélectronique de Vincent) **(6).**

Le marquis de Puységur (1751-1825) gouverneur de l'École d'artillerie de la Fère, puis maréchal de camp, élève direct de Mesmer, abandonna la carrière militaire pour se consacrer entièrement aux malades par le magnétisme.

Le Danois **Hans Christian Oersted** (1777-1851) découvre que l'électricité et le magnétisme sont intimement reliés. Cette découverte est à la base de la théorie de l'électromagnétisme élaborée par André-Marie Ampère puis par James Maxwell.

Karl Ludwig Freiherr Von Reichenbach (1788-1869) était un notable chimiste, géologue, métallurgiste, naturaliste, industriel et philosophe, et un membre de la prestigieuse Académie des sciences de Prusse. Il est surtout connu pour ses découvertes de plusieurs produits chimiques d'importance économique : extraits de goudron comme l'eupione, la cire de paraffine, le pittacal (le premier colorant synthétique) et le phénol (un antiseptique). Il a consacré également ses dernières années à la recherche d'un terrain non prouvé d'énergie combinant l'électricité, le magnétisme et la chaleur émanant de tous les êtres vivants, qu'il appelait « la vigueur Odic ». Reichenbach aurait découvert l'existence d'un champ magnétique présent dans tout l'Univers. Celui-ci offre de nombreux points communs avec le champ bio-électromagnétique ; il est constitué de deux polarités qui s'attirent et se repoussent d'une manière opposée à celle dont les pôles magnétiques s'attirent et se repoussent.

Il aurait prouvé que cette énergie est présente dans le corps humain dont la partie gauche représente le pôle dit « négatif » et la partie droite le pôle dit « positif », exactement comme le yin et le yang des Chinois. Michel Odoul **(7)** et d'autres encore vont plus loin dans cette compréhension des pôles appelés « positif et négatif ».

James Clerk Maxwell (1831-1879). En 1873, le physicien écossais James Clerk Maxwell publia une série d'équations. Elles sont aujourd'hui connues sous le nom d'« Équations de Maxwell ». Dans ses travaux, Maxwell a synthétisé le travail fait par d'autres chercheurs en seulement quelques équations, dans lesquelles il unifia clairement l'électricité et le magnétisme.

Maître jusque-là inégalé, dit-on, **Hector Durville** (1849-1923) fut un expérimentateur réfléchi, méthodique, consciencieux, doué d'une irradiation personnelle extrêmement puissante qu'il utilisa en vue de guérir, mais aussi pour la recherche sur les lois du phénoménisme magnétisme. Son enseignement orienta indubitablement les pratiques et contribua grandement à la propagation du magnétisme. Depuis, les travaux d'Hector Durville ont substitué à la théorie de l'émission celle de l'ondulation et de l'oscillation. (voir texte de Georges Lakhovsky page 42). Hector Durville dirigea le *Journal du magnétisme* fondé par le baron du Potet. Il fonda un certain nombre d'institutions telles que **l'École pratique de massage et de magnétisme** qui obtint une double reconnaissance : en 1895 elle fut inscrite à l'Université de France et donc assujettie au contrôle universitaire de l'Académie de Paris. Elle prépara à partir de 1926, par désignation du ministère de la Santé publique, les candidats au titre d'infirmier-masseur. À ses origines, organe de la Société magnétique de France, elle forma surtout des magnétiseurs praticiens.

Pierre Curie (1859–1906) montre en 1895 que les propriétés magnétiques des corps dépendent de leur température.

Georges Lakhovsky (1869–1942). Nous lui devons une théorie des années 30 sur l'oscillation cellulaire, révolutionnaire à l'époque. Elle fut suivie de nombreuses expérimentations et a permis la mise au point d'appareils de thérapie.

Niels Bohr (1885-1962), physicien danois, il a apporté des contributions fondamentales à la compréhension de la structure atomique et la théorie quantique, pour lesquelles il a reçu le prix Nobel de physique en 1922. Bohr était aussi un philosophe et un promoteur de la recherche scientifique. Il explique à l'aide de la classification périodique pourquoi le magnétisme apparaît chez les éléments de transition tels que le fer. (Le fer est bien un des oligoéléments du corps humain).

Les physiciens américains **Samuel Abraham Goudsmit** (1902-1978) et **George Eugène Uhlenbeck** (1900-1988) montrent que l'électron lui-même se comporte comme un petit aimant.

En 1911 **Walter Kilner** décela trois couches de l'aura à l'aide d'écrans et de filtres colorés et relia la configuration aurique à la maladie. **(8)**

En 1940 **George de La Warr** développa des instruments à radio ions pour détecter la radiation des tissus vivants. Il s'en servit pour diagnostiquer et guérir à distance. **(8)**

L'année 1950 **I.J. Ravitz** découvrit que le champ de pensée interférait avec le champ de vie pour produire des symptômes psychosomatiques. **(8)**

De 1970 à 1990 **Hiroshi Motoyama** a mesuré électriquement les méridiens d'acupuncture. Il les a utilisés dans le diagnostic et le traitement de la maladie. **(8)**

De 1970 à 1990 **Valérie Hunt** a électroniquement mesuré la fréquence et la localisation du biochamp sur les humains et a comparé les résultats avec les lecteurs d'aura. **(8)**

De 1980 à 1990 **Robert Beck** a relié les pulsations magnétiques des guérisseurs aux ondes Schumann, pulsations du champ magnétique terrestre. **(8)**

De 1980 à 1990 **John Zimmerman** a montré que les cerveaux des guérisseurs, comme ceux des patients, passent en synchronisation droite/gauche en alpha. 8 hz. **(8)**

Madame Jacqueline Bousquet décédée en janvier 2013, docteur ès Sciences, biologie, endocrinologie, biophysique, physiologie, immunologie… Chercheur honoraire au CNRS (1962-1997), elle a été la collaboratrice du Pr Émile Pinel (théoricien et expérimentateur ; mathématicien et biologiste) pour l'étude et la mise en évidence **des champs informationnels en biologie**. Elle fut également conseillère scientifique de A. Roig pour l'agriculture biologique (CNAB), vice-présidente du Comité scientifique PRO ANIMA entre 1980 et 1987.

Mais aussi les travaux et le livre de **Bruce H. Lipton**/ *Biologie des croyances*. **(1)**
Madame **Lynne Mc Taggart** : *Le Champ de la cohérence universelle*. **(2)**

LE CONCEPT D'ÉNERGIE

C'est l'énergie qui donne naissance à la matière, l'énergie précède la matière.

Voilà un sujet qui a été traité à de nombreuses reprises et qui ne manquera pas de l'être encore. Et peut-être même maltraité ! Mais qu'à cela ne tienne, voyons différentes étapes qui, j'en suis sûr, pourront vous permettre de vous forger au moins un début de réflexion, d'opinion et peut-être de recherche.

Depuis la nuit des temps et tout au long de l'histoire de notre humanité comme vue dans « un historique » en page 19, des civilisations différentes ont produit et répandu des croyances ainsi que des compétences nombreuses et diverses au sujet de l'énergie. Les phénomènes magnétiques sont depuis longtemps connus et expliqués. En effet, le magnétisme d'origine naturel a été observé et défini dans l'Inde ancienne, l'Égypte ancienne, la Chine, la Grèce, la Rome antique, sans parler de l'homme pré et protohistorique. Depuis, nos connaissances dans ce domaine se sont grandement améliorées.
En fait, notre corps fonctionne sur une base chimique mais il est indéniable que nous ne sommes pas faits que de constituants chimiques.

Comme les différentes traditions le montrent, ainsi que les chercheurs contemporains le savent, outre notre corps physique nous possédons aussi des corps énergétiques : l'aura.
Si besoin est de vous en persuader, je vous propose de lire *Le Pouvoir bénéfique des mains*, de Barbara Ann Brénnan **(8)**, qui, bien que ses ouvrages soient denses, n'en demeure pas moins une référence en matière de magnétisme et d'énergie. Cette auteure, comme de très nombreuses autres personnes, affirme haut et fort l'existence de ces corps énergétiques. Pourtant Barbara Ann Brénnan est de formation

scientifique classique très pointue et reconnue par ses pairs. De nos jours, il est même possible de réaliser par les nouvelles techniques d'imageries qui s'apparentent à la photo Kirlian **(note 7)**, une « photo » de notre aura. À ce sujet vous pouvez consulter les travaux de Marc Leyssenne **(9)**.

Depuis le 19ᵉ siècle, les recherches empiriques et les expériences scientifiques se sont multipliées dans ces domaines. Elles portent sur l'existence chez l'homme d'une énergie différente de celle que l'on appelle physico-corporelle qui, elle, est exclusivement basée sur la chimie.

Au 20ᵉ siècle, recherches et découvertes se sont attachées à démontrer scientifiquement l'existence d'une énergie allant bien au-delà des concepts et des théories de la physique de Newton et de Descartes qui ne voient l'Univers que comme une agglomération d'objets physiques. Cette théorie, développée par la suite par d'autres scientifiques, fut à l'origine de la mécanique newtonienne. Donc, avec la découverte de l'électromagnétisme au 19ᵉ siècle, des doutes commencèrent à surgir car les champs électromagnétiques ne peuvent être expliqués par la physique newtonienne. Il existe quelque chose de différent et quelque chose de plus.

Je dirais même, comme on le sait aujourd'hui, plusieurs choses de plus. D'autres énergies, non visibles et pour certaines encore inconnues, sont recherchées par les physiciens du monde entier : l'énergie dite « sombre », la matière noire, et combien d'autres encore !
Avec la théorie de la relativité, Albert Einstein affirme que l'espace n'est pas tridimensionnel et que le temps n'est pas une variable isolée, mais qu'il est bien en interaction constante, créant un continuum spatio-temporel à quatre dimensions. À ce jour, d'autres scientifiques en imaginent davantage encore, en particulier avec la théorie des cordes.
Une conception matérialiste de l'Homme et de l'Univers a néanmoins subsisté et cela

du fait, entre autres, d'une absence d'informations claires et lisibles sur la physique pour le grand public jusqu'à ces dernières années. Ce manque de lisibilité vaut aussi pour la médecine qui malheureusement a encore du retard dans l'acceptation de ce monde nouveau qui s'ouvre à nous, qui est là. Ce retard semble-t-il, commence à s'estomper grâce à des publications de plus en plus nombreuses de médecins et scientifiques reconnus, par exemple : David Servan-Schreiber **(10)**, Luc Bodin **(11)**, Jacqueline Bousquet **(4)**, Émile Pinel, etc.

Toujours au 20ᵉ siècle, nous avons assisté à une floraison de recherches et de découvertes qui se poursuivent aujourd'hui, montrant l'existence de particules inconnues il y a peu de temps encore, **non visibles à l'œil nu mais bien réelles**, et dont la réalité ne peut être remise en cause : photons, quarks, tau, muons, électrons, neutrinos. De plus, dans l'accélérateur de particules du C.E.R.N. à Genève, les physiciens ont récemment découvert la particule des particules, le boson de Higgs, surnommé par eux mêmes « la particule divine » ! (voir *Sciences & Vie*, août 2012).

Dans le domaine énergétique humain, des hommes et femmes de science, des médecins et des chercheurs ont contribué à remettre en cause les anciennes conceptions mécanistes et matérialistes pour amener l'humanité aux frontières d'une nouvelle ère (voir le livre *Savants maudits, Chercheurs exclus* de monsieur Pierre Lance **(12)** et les nombreux films de monsieur Jean-Yves Bilien) **(13)**. Mais aussi d'autres approches pratiquées dans différents pays, par exemple en Allemagne, au Canada, en Suisse, ou bien encore dans nos campagnes, contribuent à cette remise en cause.

N'êtes-vous jamais allé chez l'un des magnétiseurs ou l'une des magnétiseuses traditionnels de nos campagnes ? Si ce n'est pas le cas, faites-le, cela vaut le coup ! Vous avez parfois des heures d'attentes. Nos concitoyens savent pouvoir résoudre leurs problèmes autrement que par la médecine allopathique tout simplement, ou en complément, ou pour partie. Et cela sans pour autant savoir comment ça marche !

C'est égal, le résultat est là le plus souvent ! Il n'y a sans doute pas toujours 100 % de réussite. Mais en médecine allopathique y a-t-il toujours 100 % de réussite ? Dans tous les cas, chez les magnétiseurs sont utilisés des phénomènes bio-énergétiques, des résonnances avec l'énergie, avec les variations vibratoires de nos corps physique et subtil, sans pour autant savoir comment, pourquoi et avec quoi ça marche. Et ça fonctionne depuis l'aube des temps !

Revenons au concept d'énergie.

S'il existe une seule énergie qui meut tout l'univers, de la particule la plus infinitésimale aux plus grandes masses planétaires et stellaires, alors peut-être devrons nous revoir certaines notions qui sont les nôtres aujourd'hui et en accepter d'autres. Ces notions ne sont pas si nouvelles que ça d'ailleurs puisqu'elles sont sous nos yeux depuis toujours, mais la société, les mass médias, les lobbyings, les religions, certaines sciences ou mondes scientifiques ne veulent pas les voir, ou ne veulent pas que nous les voyions !

Toute matière est énergie. Les énergies ne sont pas toutes répertoriées et nous devons apprendre à accepter qu'il en existe d'autres ! Ignorer l'existence de quelque chose ne signifie pas exclure à priori qu'elle ne puisse exister ! Par voie de conséquence, il faut accepter les résultats, même si on ne peut pas les associer à une loi scientifique connue, sans vouloir chercher à tout prix une explication technique pour justifier ce qui provoque ces effets.

Si nous acceptons cela, nous serons rapidement en mesure de nous ouvrir et d'étendre notre entendement, notre sensibilité, à tout ce qui nous entoure.
Nous sommes conscients que le feu brûle parce que nous en avons fait l'expérience. Nous savons que l'énergie de la gravité terrestre existe parce que nous collons à la terre. Enfin, nous sommes conscients que d'autres énergies fonctionnent et donc

qu'elles existent, (même si nous ne pouvons pas toujours les mesurer scientifiquement) parce que nous en percevons leurs effets. Ces effets sont sous les yeux de ceux qui veulent voir et expérimenter. Ils deviendront de plus en plus clairs, je l'espère, au fur et à mesure que vous avancerez dans la lecture ce livre.

Des énergies ignorées par la science

Le magnétisme des magnétiseurs, l'utilisation de l'énergie universelle des praticiens en reiki, les différentes approches comme le biomagnétisme ou toute technique bioénergétique, les résonnances vibratoires énergétiques détectées par les radiesthésistes, donc par les sourciers, peuvent êtres définies comme des énergies ignorées par la science. En y regardant de plus près, seules les techniques et approches employées ne sont pas encore complètement reconnues.

Maintenant tout le monde sait – la physique quantique l'affirme d'ailleurs – que dans notre Univers tout est énergie. On admet donc qu'il existe une énergie universelle qui est présente dans tout l'Univers sous divers aspects.

Au Moyen Âge, tout le monde croyait que la terre était plate. Pourtant, elle a évidemment toujours été ronde. Ce fait était ignoré, il a pour autant toujours été réel.

Il y a deux siècles, le commun des mortels ne pouvait concevoir un atome ! Ce n'est pas pour autant que les atomes n'existaient pas !

Et de nos jours ? Et de nos jours ?

Le verbe ignorer signifie « ne pas connaître » ; or, ce qui est révélé par les découvertes scientifiques est par essence non connu au préalable. C'est logique ! Découvert donc, tout en existant auparavant, sans avoir pu être vu, identifié au préalable. D'où des recherches scientifiques pour les découvrir, les révéler. Eh oui, forcément ! Ces découvertes sont dans un premier temps souvent réservées à quelques spécialistes et dans les rares cas où elles sont livrées au grand public, elles passent le plus souvent inaperçues.

Nous ne pouvons que souhaiter l'évolution de cette situation grâce à une forte et nouvelle volonté de faire connaître les choses, grâce à un effort d'information accessible à tous et à une continuité de transmission portés par les médias aux heures de grande écoute et amplifiés par le bouche à oreille. Ce bouche à oreille fonctionne déjà lorsque les uns ou les autres donnent, avec une certaine retenue, presque sous le manteau, l'adresse de tel ou tel guérisseur, magnétiseur, praticien en reiki, biomagnétiseur ou bioénergéticien.

Les énergies subtiles

Par accord tacite, par convention, nous dirons que les énergies subtiles sont toutes celles que nous ne réussissons pas à voir, à percevoir clairement, avec nos sens communs habituels : la vue, l'ouïe, l'odorat, le toucher, le goût, et avec la cognition. Dans le même esprit que ce qui a été dit plus haut sur le fait que l'ignorance ne crée pas l'absence de réalité, cela ne signifie pourtant pas qu'elles ne sont pas mesurables ou qu'elles n'existent pas. Simplement nos sens humains habituels ne sont pas assez, ne sont plus assez affinés pour constituer un point de référence et de départ suffisant pour ces perceptions plus subtiles mais tout aussi réelles. Par exemple, certains animaux perçoivent les ultrasons. Nous, les humains, pas. Il n'en demeure pas moins qu'ils existent. Autre exemple : l'eau en sous-sol, nous ne la voyons pas, nous ne la sentons pas pour la très grande part d'entre nous. Et pourtant, il est possible de la détecter par résonnance, par radiesthésie, comme le font les sourciers.

Ce n'est qu'avec un apprentissage et une bonne pratique qu'il devient possible d'utiliser nos sens pour une perception plus profonde de notre environnement, de notre monde. Nous pouvons apprendre à percevoir ces énergies mais ce sont des perceptions qui relèvent du domaine des sensations, du ressenti, ce sont des perceptions que l'on appelle communément subtiles ou extrasensorielles.

Ces énergies ont été mesurées par des moyens scientifiques à plusieurs reprises et par différentes parties **(8)**, le monde scientifique se montrant à cet égard plus ouvert que les milieux médicaux, aussi étrange que cela puisse paraître. Ainsi, l'Académie des sciences de Moscou a reconnu et confirmé, depuis des années maintenant, le fait que les êtres vivants émettent des vibrations. Cette émission a été nommée « bioplasma ». Les chercheurs ont également découvert et prouvé scientifiquement que les individus pouvant transmettre cette énergie possèdent un champ bioplasmique plus vaste que les autres.

Pour vous convaincre de l'existence d'énergies imperceptibles par nos sens habituels, il suffirait de penser à l'énergie magnétique des aimants. Nous savons tous ce qu'est un aimant et nous avons tous vu l'effet d'attraction qu'il exerce sur un morceau de fer ainsi que l'effet d'attraction ou répulsion que deux aimants exercent entre eux. Nous ne sommes pas en mesure de percevoir l'énergie magnétique de ces aimants autrement qu'en constatant leurs effets et pourtant nous n'affirmons pas que cette énergie attractive ou répulsive n'existe pas !

Par ailleurs, combien de fois en entrant dans une maison, un appartement ou dans un lieu où se trouvaient d'autres personnes, nous sommes-nous sentis mal à l'aise sans raison apparente, avec une impression de lourdeur, d'étouffement, ou au contraire, avec un sentiment de bien-être, heureux d'être là et joyeux ? Combien de fois, rencontrant une personne pour la première fois, avons-nous ressenti, sans raisons rationnelles, une sensation instinctive d'antipathie, de répulsion, de danger même, ou au contraire de sympathie, d'attraction, d'acceptation totale ? Combien de fois cette première sensation instantanée ne s'est-elle pas révélée fondée rationnellement, dans un deuxième temps ? Vous êtes-vous déjà posé la question ? Et le fameux coup de téléphone ? Le téléphone sonne et nous avons l'intuition que c'est telle ou telle personne qui appelle, et là, gagné, c'est bien elle !
La seule explication est que nous avons senti, ressenti, c'est-à-dire perçu d'une manière extrasensorielle quelque chose qui a déclenché en nous, au-delà de la raison, un mécanisme émotionnel et/ou de résonance. Si nous l'avons senti, même d'une

manière non visible et incomplètement rationnelle, cela signifie que nous avons perçu une émotion, un sentiment, une résonnance, une vibration, un quelque chose difficilement définissable, émis par une ou plusieurs personnes, un lieu, un site, etc.

Cette expérience que nous avons tous eu l'occasion de faire ne peut que signifier que nous émettons quelque chose qui peut être perçu, que nous percevons quelque chose qui est émis et que nous avons capté sans nous en rendre compte, de façon extrasensorielle.

Ce que nous émettons et captons, c'est une information, c'est de l'énergie, et, puisqu'elle n'est pas physiquement perceptible, nous l'appellerons « énergie subtile », ceci précisément pour la distinguer des formes d'énergie qui nous sont plus habituellement connues, visibles et familières.

Aujourd'hui les physiciens et astrophysiciens savent que la vie est un phénomène énergétique. Comme je le disais au début de ce livre, depuis des millénaires, Hindous, Chinois, Aborigènes Australiens, Amérindiens… travaillent avec des techniques, des outils énergétiques qui, ils le savent, leur ouvrent des portes sur des possibilités exceptionnelles. Parmi celles-ci, l'élévation importante des taux vibratoires **(note 8)** via les chakras de ces personnes, augmentant leur propre bonne santé, leur permettant de donner de l'énergie aux autres, tout en accroissant leur potentiel de perceptions extrasensorielles et favorisant la clairvoyance. Voilà qui apporte également, lorsque cela est effectué dans les règles de l'art, de très nettes améliorations vibratoires des lieux, ce qui améliore la circulation énergétique et favorise la bonne santé des personnes comme des lieux.

Nous autres praticiens et thérapeutes en soins énergétiques ou, comme le dit madame Jacqueline Bousquet **(note 5)**, « praticien en médecine informationnelle », nous constatons la véracité des bienfaits obtenus dans un très grand nombre de cas tous les jours dans nos cabinets de soins lorsque les personnes à bout de ressources viennent nous voir et nous disent : *On a tout essayé, alors pourquoi pas* ? Bien souvent, quel bonheur quand après quelques séances de soins ces personnes nous informent de l'amélioration de leur état ! D'autres, qui connaissent déjà, viennent tout naturellement consulter un magnétiseur, une magnétiseuse, sachant que là, il existe une des clefs de leur futur mieux-être et ceci tout en douceur, sans effets secondaires et dans le respect de leur intégrité, naturellement. Pour l'anecdote, j'ai même un client qui vient me voir en soins, afin de préparer spécifiquement ses vacances. Sa demande est : *Je viens vous voir pour être en parfaite condition pour passer mes vacances et ainsi en profiter et en bénéficier pleinement...*

Les scientifiques unanimement le reconnaissent, mais aussi un grand nombre d'entre nous maintenant comprennent que la matière n'a d'existence que grâce à son énergie. Dans l'Univers tout est énergie, rien ne se crée, rien ne se perd, tout se transforme. En fait, la matière est un concentré d'énergie. Au cœur de l'atome, les particules tournent à plusieurs kilomètres à la seconde autour du noyau et pour y parvenir, il leur faut beaucoup d'énergie. Nous le savons tous maintenant, tout bouge tout le temps dans l'Univers, dans toute forme de vie : nos cellules, notre planète, notre système solaire, les galaxies, l'Univers en expansion permanente. Que ce soit dans l'infiniment grand comme dans l'infiniment petit, tout est toujours en mouvement : de la lumière au son, des minéraux aux plantes, du microbe aux planètes, tout repose sur l'état dynamique de la matière et donc de l'énergie.

De grands chercheurs sont devenus célèbres pour leurs recherches scientifiques, tels Planck, Einstein, Bohr, Sommerfeld, de Broglie, Hunt et combien d'autres plus ou moins connus. De découvertes en découvertes, ils démontrent que les atomes communiquent entre eux en émettant des ondes lumineuses qui produisent des vibrations au niveau des oscillations intra-atomiques. Au fur et à mesure, il est devenu évident que matière et énergie sont intimement liées.

Les biologistes savent que les cellules du corps humain, particulièrement les cellules nerveuses du cerveau, émettent des ondes que l'on peut enregistrer grâce à l'électroencéphalographie. Nos cellules sont l'objet de plus de deux millions de réactions physico-chimiques à la minute, ce qui crée des phénomènes de résonnance et produit des champs électromagnétiques intercellulaires. L'être humain est donc de nature électrique et électromagnétique avant même d'être de nature chimique. C'est ainsi que les électrocardiogrammes, les électroencéphalogrammes, les électromyogrammes, étudient la circulation des influx nerveux électriques au niveau du cœur, du cerveau et des muscles.

La physique quantique enfin, a démontré que la matière n'est qu'une gigantesque concentration d'énergie ou des forces énormes interviennent dans des espaces infinitésimaux. Par ailleurs, notre pensée n'est rien d'autre qu'une information véhiculée par une onde, comme une émission radio portée sur une certaine fréquence jusqu'au récepteur qui aura été réglé sur la bonne fréquence et mis en résonnance avec elle.

L'oscillation cellulaire

Nous devons à Georges Lakhovsky, ingénieur et chercheur français des années 30, une théorie de l'oscillation cellulaire, révolutionnaire à cette époque et qui fut saluée par les plus grands chercheurs du monde. Cette théorie, suivie par de nombreuses expérimentations, permit la mise au point de méthodes et d'appareils de thérapie aujourd'hui utilisés, mais en fait très rarement hélas.

Georges Lakhovsky nous donne cette information : *Dans la nature tout est vie parce que tout est vibration. La vie est née de vibrations, entretenue par des vibrations, disparaît en cas de déséquilibre oscillatoire. La cellule vivante est un petit oscillateur et résonateur électrique. La cellule vivante peut alors jouer le rôle d'un émetteur-récepteur d'ondes radioélectriques. La vibration du circuit oscillant est entretenue par l'énergie rayonnante des ondes électromagnétiques, telluriques et surtout cosmiques. C'est la loi des signatures qui devient le phénomène de résonnance, phénomène de base de l'émission radio. Tout corps peut être défini par une vibration qui lui est propre. Cette vibration dépendra de la matière, de la forme et même de la couleur, par exemple le rouge possède une certaine vibration caractéristique qui lui est propre. Lorsque deux corps ont la même vibration, ils peuvent entrer en résonnance, c'est-à-dire que toute manifestation de l'un pourra être ressentie par l'autre, même à très grande distance. C'est ainsi que lorsque vous réglez un poste récepteur de radio sur la fréquence d'un émetteur, vous recevez les émissions de cet émetteur, et uniquement celles-ci. »*

C'est ainsi que procèdent les radiesthésistes, les sourciers, (voir le livre de l'abbé Mermet, « Pape » des radiesthésistes) **(14)**, ainsi que nombre de praticiens et praticiennes en soins énergétiques.

Onde électromagnétique, fréquence, vibration, résonnance, égal énergie !

À l'échelle atomique, la matière ne se comporte pas de la même manière qu'à notre échelle. Les particules élémentaires qui constituent la matière peuvent en effet se comporter soit comme un corps, soit comme une onde. Ce concept est à la base de la physique quantique.

Donc, tout le corps humain vibre et fonctionne sur ces modes, flux et échanges énergétiques. Certaines zones particulières sont nettement privilégiées énergétiquement.

Ce sont les fameux chakras, mais aussi les glandes, les méridiens, puis les organes vitaux. Ils émettent des messages sous forme de réactions énergétiques, d'hormones et d'influx nerveux. De même, chacune de nos cellules constitue une minipile électrique, avec des charges opposées présentes de chaque côté de la membrane cellulaire. Il aurait même été observé qu'elles émettaient de très faibles champs électromagnétiques de nature photonique, afin de communiquer entre elles.

De nos jours, suite à toute l'histoire de notre monde et des multiples expérimentations, l'efficacité des systèmes bio-énergétiques sous ses diverses déclinaisons actuelles n'est plus à démontrer. Ainsi, tout concourt à prouver l'existence d'un homme électromagnétique. C'est sur cet aspect inexploré par la médecine moderne allopathique qu'intervient la médecine énergétique, informationnelle.

Tous les êtres humains réagissent à de nombreuses formes de l'énergie. Citons le magnétisme, les sons, les micro-ondes, la lumière et tout son spectre des couleurs, du visible comme dans le non-visible, les pensées, positives et non-positives, hélas. On peut ajouter les ondes de formes **(15 & 16)** et quantité d'autres formes d'énergies dont les ondes électromagnétiques humaines citées plus haut qui aboutissent à la bioénergétique et à ce qui s'y apparente comme le biomagnétisme, le rééquilibrage énergétique, le reiki, la radiesthésie...

Le magnétisme au sens large constitue une médecine pratiquée par toutes les grandes cultures et civilisations du monde, depuis des millénaires.

Par bonheur, les humains, d'autant plus s'ils ont été entraînés, voire éduqués par l'apprentissage, peuvent dégager toutes ces énergies et ceci principalement et particulièrement par leurs mains.

On sait que le don d'énergie reçu à travers le corps ou à la surface du corps humain, grâce à des mains exercées, est supérieur à l'énergie fournie. Dès lors, on comprend pourquoi le magnétisme et les systèmes bioénergétiques, agissent, soulagent, rééquilibrent, apportent du bien-être et des solutions, dans bien des cas, à de nombreux maux. Ces systèmes bioénergétiques dans leurs différentes déclinaisons devraient être utilisés au minimum en complémentarité d'autres traitements. Pour être juste, il faut dire que c'est ce qui commence <u>timidement</u> à se réaliser dans certains milieux hospitaliers en France. À suivre !

Les mains du bioénergéticien, par sa capacité à transmettre et travailler les énergies dites « subtiles », énergétisent, régulent, équilibrent, soulagent et informent le corps humain, pour son plus grand mieux-être.

Dans de nombreux pays ces systèmes ont droit de cité en milieu hospitalier. Cela commence à percer tout doucement en France, comme je le disais plus haut. Enfin, de véritables essais sont effectués et mesurés, même si cela n'est pas très connu ni divulgué. Cependant, de véritables statistiques commencent à émerger dans différents pays du monde, toutes, à ma connaissance, positives à ce jour.

De son côté, il semble que l'O.M.S. (Organisation mondiale de la santé) ait émis le souhait de voir se développer le nombre de « guérisseurs » sur notre planète. Voilà qui est intéressant !

Suivant les traces de nos prédécesseurs et lointains ancêtres des quatre coins du monde, l'Occident, enfin, s'ouvre à ces champs d'investigations énergétiques, pour le bien-être des personnes et du vivant. De nos jours beaucoup de choses ont été vérifiées expérimentalement et continuent de l'être. Les systèmes bioénergétiques ainsi que les liens entre l'aura, notre corps physique et notre mental, sont maintenant mondialement reconnus.

Favoriser notre équilibre vital et harmoniser nos échanges énergétiques corporels physiques, psychiques et émotionnels, avec l'énergie, nos énergies humaines et environnementales, cela semble aujourd'hui pour un nombre grandissant de personnes, évident et bien naturel !

C'est l'énergie qui donne naissance à la matière,

l'énergie précède la matière.

LE MAGNÉTISME « MODERNE » DEPUIS ANTON MESMER

Anton Mesmer (1734-1815) découvre un fluide magnétique (magnétisme animal) qui imprègne à la fois les objets et les êtres vivants, qui peut agir et avoir une interaction avec eux. Mesmer devint rapidement le pôle d'attraction de l'aristocratie et de la bourgeoisie car la nouvelle mode du moment était d'aller se faire soigner par le magnétisme. Même la reine Marie-Antoinette, dit-on, vint le consulter. Il mit au point un système lui permettant de soigner une trentaine de personnes simultanément. C'est le fameux « baquet de Mesmer ». Il guérira beaucoup de monde, des malades ordinaires aux sceptiques. Il touchait les patients de ses mains et utilisait la suggestion grâce à son regard et à sa voix. L'hypnose dite « magnétique » est l'une des manifestations que l'on peut éventuellement obtenir par magnétisme.

Des travaux d'Anton Mesmer sont nés le magnétisme moderne et les systèmes bioénergétiques, bien connus dans nos campagnes et maintenant également largement répandus dans les villes. Les successeurs de Mesmer seront nombreux. Le marquis de Puységur, l'abbé Faria, précurseur de l'hypnose moderne, devenue bien plus tard l'hypnose éricksonienne qui est, pour les praticiens de cet art thérapeutique, une technique de guidage en auto- hypnose développée par Milton Erickson grâce à un immense travail fondé sur le respect de l'intégrité de l'Homme. Puis pour en revenir aux successeurs en magnétisme, ce seront Joseph Philippe François Deleuze, Jules-Denis de Sennevoy, dit le baron du Potet, Charles-Léonard Lafontaine. Le docteur Jules-Antoine Moilin, dit « Tony Moilin », lui, écrit le traité élémentaire théorique et pratique de magnétisme contenant toutes les indications nécessaires pour traiter soi-même les maladies les plus communes à l'aide du magnétisme dit « animal » ; il démontre ainsi que le magnétisme guérit les maladies grâce au fluide énergétique et non par la psyché du malade. Il y aura aussi Hector Durville (1849-1923) qui dirigea le *Journal du magnétisme* fondé par le baron du Potet. Il fonda un certain nombre d'institutions telles que l'École pratique de massage et de magnétisme. Le docteur

Moutin, lui, écrit au début du 20ᵉ siècle : *Le Magnétisme humain* où il déclare : *Il ne faut pas être médecin, il ne faut pas faire de longues études pour pouvoir aider et soulager ses semblables. Le premier venu est parfaitement capable de pouvoir le faire, il suffit seulement d'employer les procédés du magnétisme pour y arriver.*

De son côté Paul-Clément Jagot (1889-1962) écrit lui aussi dans son livre : *Comment guérir par le magnétisme : traité théorique et pratique de magnétisme curatif* (**17**) la chose suivante : *Toute personne équilibrée peut magnétiser. De chacun de nous le magnétisme s'irradie à plus ou moins haute tension. Les uns sont puissamment émissifs, d'autres le sont moyennement, d'autres encore médiocrement. Mais la pratique améliore progressivement l'élaboration du dynamisme magnétique. D'autre part, l'intention, le désir, la volonté de secourir, par transfusion vitale, un organisme en état de misère physiologique animent l'extériorisation. Au chevet du malade, un père, une mère, un proche, un ami sympathisant peuvent donc, s'ils possèdent une connaissance suffisante des procédés, contribuer à la guérison du patient... L'essentiel pour magnétiser d'une manière bienfaisante est un équilibre moral, intellectuel et physique satisfaisant. Si le moral est à la fois ferme et compatissant, si l'intellect est lucide et cultivé, si les mécanismes physiologiques sont robustes, profusément radioactifs, les résultats seront maxima. Mais, je le répète, la droiture de l'intention, son ardeur et un état de santé normal suffisent. S'il est vrai que le magnétisme a ses effets propres, distincts de ceux de la suggestion, il ne s'ensuit pas que l'on doive négliger le rôle de celle-ci. Toute parole prononcée en présence d'un malade influe sur son état – favorablement ou négativement... D'autre part, la connaissance précise des lois de la suggestion et un certain entraînement pratique dans l'art de les appliquer donnent au magnétiseur la possibilité d'appuyer son influence purement irradiante par celle de la parole et de sa pensée... Ensuite, exercez-vous à répéter correctement les procédés. L'exécution des passes, impositions, etc, etc, ne réclamera bientôt plus de vous le moindre effort d'attention. Vous accomplirez avec aisance, souplesse, automatisme, ces gestes diffuseurs de* *votre magnétisme. Alors, vous pourrez tenter hardiment d'obtenir des résultats. Si peu doué que vous puissiez être, vous en obtiendrez et ils s'amplifieront avec la pratique.*

Avez-vous souvenance que l'on vous ait jamais donné une seule fois cette information ? Et pour l'un comme pour l'autre de ces illustres personnages, il n'est pas question de don.

Par ailleurs, vous pourrez trouver dans cet ouvrage **(17)** un aperçu historique du magnétisme des plus intéressants et corroborant largement mes propres explications.

De nos jours, en magnétisme animal, appelé aussi « curatif », et autres systèmes bioénergétiques, les techniques de passes magnétiques, de suggestions verbales, d'impositions des mains, de massages magnétiques, de souffle chaud ou froid et de lois des polarités sont les techniques les plus classiques, mais ne sont plus les seules.

En effet, d'autres procédures et procédés, différents mais complémentaires, ou réalisés séparément, utilisent les forces énergétiques des principes magnétiques du magnétisme, comme par exemple, le biomagnétisme, l'équilibrage énergétique polarisant, le reiki, le toucher thérapeutique, la radiesthésie. Ils peuvent être additionnés et complétés par l'association de notre mental conscient ou subconscient et par des approches appelées cognitivo-comportementales ou thérapies brèves. **(note 9)**.

Nous commençons donc à discerner assez nettement les premiers contours, de par les différentes informations et grâce aux premiers témoignages, que nous tous, êtres humains, avons en nous la capacité intrinsèque et innée de nous soigner, de donner des soins et peut-être même guérir nos semblables. Cette capacité peut intervenir pour un très grand nombre de maux et par simple imposition des mains. Cela vaut également pour soigner les animaux, les plantes, la Terre, tout notre environnement au sens large. À nous d'en apprendre les outils, les méthodes et les diverses technicités, car il en existe.

Cette affirmation s'appuie sur de nombreuses bases : plusieurs traditions du monde entier qui se sont transmises depuis l'aube des temps ; bien des écrits et transmissions orales légués par nos ancêtres et prédécesseurs guérisseurs ; beaucoup de recherches et résultats attestés et publiés par des chercheurs scientifiques ; l'expérience acquise par moi-même mais aussi par un grand nombre de ceux qui travaillent au quotidien avec les énergies ; les travaux de ceux qui effectuent des recherches constantes dans le développement et l'utilisation bienfaitrice des énergies avec qui, pour certains, il est possible de partager notre expérience et d'échanger simplement.

Car ce fluide, cette énergie, émane de toute créature vivante et l'Univers entier baigne dans ce matériau, dans cet aéther de vie **(note 10)**, dans un rayonnement permanent et intemporel. C'est une médecine non conventionnelle, douce, qualifiée par certains de « médecine quantique » ou de « médecine énergétique informationnelle ».

Pour ceux qui n'ont pas une pratique intuitive ou transmise comme on l'évoque plus loin, il suffit d'apprendre : à capter et/ou à canaliser, en conscience, cette énergie ; à savoir la diriger et la transmettre correctement, de telle ou telle façon, suivant l'effet recherché, vers autrui ; à connaître, pour ceux qui cherchent vraiment à savoir et comprendre, différents mécanismes tels que les chakras, les polarités, quelques correspondances entre organes et émotions, entre méridiens, vertèbres et organes ; à avoir d'évidence un minimum de connaissances générales du corps humain. Mais aussi, et peut-être surtout, il s'agit d'être dans le « faire confiance », en étant malgré tout bien conscient de ce que l'on fait.

La bioénergétique est l'art de la canalisation, de la transmission, consciente et intelligente, des fluides et énergies subtiles.

Voici ce qu'écrit Hector Durville **(18)** :

Le magnétisme, c'est de la vie qui s'écoule par nos mains et que l'on transmet aux autres.

Le magnétisme c'est le régulateur, le grand modificateur, le principe équilibrant par excellence, que nous soyons en bonne santé ou non. Avec lui, la vie qui s'affaiblit dans un corps fatigué, usé par une longue suite de souffrances, « renaît », comme si on transfusait une vie nouvelle en lui. Ceci à la condition toutefois que les organes essentiels à la vie ne soient pas trop profondément altérés.

Là, la nature agit par le passage de ce fluide, par le passage de l'énergie. Cela soigne, équilibre et régénère de manière adaptée à la personne qui reçoit, plus ou moins puissamment suivant les personnes. Mais globalement, cela est un fait !

Ce magnétisme, dit magnétisme curatif ou physiologique a pour but d'obtenir une guérison sans qu'il soit nécessaire de mettre en jeu l'imagination de la personne, par l'affirmation ou la suggestion. Le magnétisme physiologique ou curatif fait sentir son action bienfaisante sur tous types de tempéraments, sans distinction d'âge, de couleur ou de sexe. C'est certainement la façon la plus totalement naturelle de s'entretenir en bonne santé, en bonne vitalité lorsque tout va bien, en prévention, et de soigner lorsque cela devient nécessaire.

Les règles de son application sont simples, à la portée de tous et de toutes les intelligences.

L'ensemble de ses propriétés vitales ou équilibrantes, constitue la médecine magnétique qui est par excellence la médecine de la famille. Dans la grande majorité des cas, l'homme peut être le médecin de sa femme, la femme le médecin de son mari et eux deux les médecins de leurs enfants. Lorsque cette vérité sera bien comprise, l'humanité en verra son fardeau, certainement, grandement allégé.

Là encore, il n'est fait nulle référence à quelque don que ce soit, mais bien au contraire, qu'à du naturel !

Maintenant il est vrai qu'il y a une grande disparité entre les êtres humains, comme en tout domaine d'ailleurs. Certains d'entre nous ont de plus grandes dispositions pour enseigner, d'autres pour faire de la menuiserie, pour s'occuper de la culture maraîchère, pour faire de la recherche, pour vendre ou acheter, pour philosopher, etc. Un exemple : tout le monde peut, a priori, chanter, peindre, jouer de la musique ou faire de la cuisine. Mais parmi ceux qui oseront se lancer dans telle ou telle discipline, il y aura toujours plus ou moins trois ou quatre catégories. Ceux qui seront toujours, quoi qu'ils fassent, de bien modestes amateurs. Ceux qui seront de bons amateurs et qui pourront en faire bénéficier leur environnement proche. Et puis, il y a ceux qui deviendront des professionnels, voire même, pour certains, exceptionnellement, des virtuoses.

Mais, quoi qu'il en soit, pour chacune de ces catégories, pour chacune de ces personnes, il faudra travailler la discipline, s'entraîner, s'exercer. Si on ne fait pas ses gammes, on ne peut révéler ses capacités, petites ou grandes, on ne peut en faire bénéficier autrui et il n'y aura jamais de virtuose. Pas d'entraînement : pas ou peu de résultat ! Pavarotti, Picasso, Yehudi Menuhin, Christian Têtedoie, ont fait leurs gammes après un socle minimum d'informations, de formation, d'apprentissage, mais comme nous tous, amateurs ou professionnels, dans nos domaines de prédilection.

Il en va de même pour toutes choses, la lecture, l'écriture, la musique, la cuisine, bref tous les métiers et tous les hobbies, comme il en va de même pour l'utilisation des énergies. C'est en forgeant que l'on devient forgeron ! Cependant, je nuance pour ce qui est de l'utilisation des énergies. Je ne veux pas dire qu'il faut s'entraîner des heures par jour, tous les jours et ce pendant des années pour pouvoir pratiquer avec les bioénergies, non !

En fait, l'approche d'un travail avec les énergies est simple et à la portée de tous et de chacun. C'est inhérent à la nature et à la condition humaine. Il y a cependant besoin pour le plus grand nombre d'un minimum d'apprentissage, d'information, de formation, d'encadrement au moins au début, d'exercices. Il convient également d'essayer, de s'entraîner, d'acquérir des expériences et de vouloir apprendre, pour faire émerger et développer son potentiel. Ce potentiel inné, intrinsèque est vraiment en nous. De très nombreuses personnes, certaines peuplades et des civilisations très anciennes le connaissent depuis des millénaires et l'utilisent encore au quotidien **(19)**.

Il ne faut pas s'y tromper, je ne souhaite pas que tout le monde devienne bioénergéticien professionnel. Cependant, que ce soit pour une pratique professionnelle ou une pratique familiale, un minimum d'apprentissage reste indispensable, le plus souvent avec un maître d'apprentissage. C'est, me semble-t-il, le meilleur, le plus simple et le plus rapide moyen pour apprendre, puis savoir faire.

Par ailleurs il existe, et j'en connais, des personnes exceptionnelles qui n'ont pas appris et que la nature a pourvues de dispositions particulières pour être magnétiseurs. À ce sujet, je vous donne un extrait d'un entretien de Jean-Pierre Perraud avec le professeur Yves Rocard, tiré de l'Association française de bioénergie mais qu'on retrouve aussi sur le site Internet « Retrouver son Nord » **(20 & 21)** :

Le professeur et docteur en mathématique et physique Yves Rocard, père de l'homme politique, mais père aussi de la bombe atomique française, expérimenta scientifiquement le phénomène sourcier et échafauda des théories.

C'est en 1960, en voyant un technicien de son équipe opérer à l'aide d'une baguette de sourcier, après une explosion atomique souterraine française au Sahara dont il étudiait les effets, que le professeur Yves Rocard, père de la bombe atomique française et directeur du laboratoire de physique de l'École normale supérieure, d'abord incrédule puis étonné, résolut d'étudier le magnétisme humain. Deux ans plus tard, il publiait la première édition de son ouvrage Le Signal du sourcier, *dans lequel, décrivant un certain nombre d'expériences auxquelles il s'était livré, il démontrait l'existence du magnétisme humain que l'un de ses précurseurs, Mesmer, appelait « le magnétisme animal » (cf. le biomagnétisme). Cet ouvrage, publié en*

1962, constitue la première étude sérieuse sur le sujet dans laquelle le professeur Rocard interroge : « Comment douter que l'homme soit un être magnétique ? »

Jean-Pierre Perraud qui, entre autres, dirige depuis 1994 la revue Les Cahiers de la Bioénergie *(20) a rencontré le professeur Yves Rocard à trois reprises, entre 1984 et 1989. Il a bien voulu rassembler les notes qu'il a prises au cours de ces trois entrevues et les synthétiser sous la forme d'une interview. Les déclarations du professeur, qui sont recoupées par divers ouvrages et articles qu'il a publiés de son vivant, constituent une validation scientifique sans réserve du magnétisme.*

*Le Pr Yves Rocard a découvert que **l'homme est sensible aux champs magnétiques** (biomagnétisme) et a démontré que cette faculté explique le réflexe sourcier car il possède des points magnétiquement sensibles dans de nombreuses parties du corps ; celles-ci renferment en effet des cristaux de magnétite qui se comportent comme des capteurs magnétosensibles.* (nous retrouvons là les propos de Georges Lakhovsky, page 34).

Voici ce que disait encore le Pr Rocard au cours d'une interview :
Yves Rocard : *Les Grecs connaissaient les aimants naturels. Il s'agissait de minéraux qu'ils trouvaient dans la région de Magnésie et dont le constituant principal était la magnétite, Fe_3O_4 (oxyde de fer). On sait aujourd'hui que la magnétite est présente sous forme d'oligoéléments chez tous les êtres vivants, y compris les plantes. [...] Peu de scientifiques savent que **les cellules de l'être humain renferment des cristaux de magnétite**, ce qui a été mis en évidence par deux biologistes américains, les docteurs Gould et Kirschvink. [...] Ces découvertes sont indiscutables. Elles ont été faites par de vrais biologistes avec de vrais microscopes. Gould et Kirschvink ont constaté que **l'A.D.N. cristallisait toujours en ferromagnétite et en silicium**. Cette découverte est capitale car elle s'applique au vivant, au biologique en général. Le lien organique qui relie le minéral au vivant,*

végétal et humain, est ainsi parfaitement établi. [...] **Nous avons tous des cristaux de ce type dans notre corps ce qui nous permet de pouvoir être réceptifs au magnétisme.**

Jean-Pierre Perraud : *Ce que vous dites du magnétisme est connu du plus grand nombre. Les propriétés des aimants et les forces électromagnétiques sont enseignées dans les écoles. Personne ne remet en cause le phénomène électromagnétique et la loi physique qui le décrit. En revanche, comme vous le savez, professeur, la plupart des scientifiques récusent que l'homme ait lui aussi des propriétés et des pouvoirs électromagnétiques. Bref, ils récusent que l'homme puisse être magnétiseur.*

Yves Rocard : *Contrairement à ce que vous dites, peu de scientifiques savent que les cellules de l'être humain renferment des cristaux de magnétite, ce qui a été mis en évidence par deux biologistes américains, les docteurs Gould et Kirschvink. J'ai moi-même rencontré Gould et Kirschvink et pris connaissance de leurs travaux. Leur découverte est stupéfiante : ils ont trouvé dans le cerveau et le cou des pigeons, dans la tête des baleines, des orques, des dauphins mais aussi sur le ventre des abeilles et de la plupart des insectes, des petits cristaux de magnétite et de silicium qui valent chacun un dixième de micro-cube. Quant à l'homme, le biologiste anglais Baker a identifié chez lui, en disséquant des cadavres et en les réduisant en cendres, des petits amas de magnétite. Il a même réussi à les localiser, chez l'homme, dans les arcades sourcilières et les articulations. Ces découvertes sont indiscutables. Elles ont été faites par de vrais biologistes avec de vrais microscopes. De plus elles ouvrent le champ de l'expérimentation et de la connaissance de phénomènes que certains qualifient à tort de « paranormaux » et d'autres de « pataphysique », voire de « sorcellerie médiévale ».* **Le magnétisme organique est aujourd'hui un fait scientifique avéré. Les travaux de Gould et Kirschvink et ceux de Baker ont levé tout doute et toute suspicion sur ce sujet.**

49

Jean-Pierre Perraud : *Comment des cristaux de magnétite et de silicium peuvent-ils induire des champs magnétiques au sein d'un organisme ?*

Yves Rocard : *Il faut tout d'abord comprendre et admettre que, si nous avons tous de ces cristaux, nous n'en avons pas tous, hélas, en égales quantités. Certains individus possèdent une quantité de ferromagnétite supérieure à la moyenne. Vous pouvez dire que ceux-là sont magnétiseurs, sourciers, radiesthésistes. Peu importe le nom. Mais il est indiscutable qu'ils ont une capacité à capter ou à émettre un champ électromagnétique...*

Cet extrait d'un entretien de Jean-Pierre Perraud avec le professeur Yves Rocard souligne bien qu'il peut y avoir des personnes avec des prédispositions, ayant, comme il est dit, une proportion en ferromagnétite plus importante par rapport à d'autres. Cela inclut donc à fortiori et de facto, comme il a été dit précédemment, que tous les êtres humains ont en eux de cette matière magnétique, naturellement, et qu'ils peuvent tous magnétiser comme en témoignent entre autres le docteur Moutin et Paul-Clément Jagot, ou/et à minima, que tous les êtres humains peuvent recevoir ce type d'énergie, pour le moins physiologique !

Donc il existe bien des personnes exceptionnelles de qui d'aucuns disent qu'elles ont le « don », que la nature a pourvues à leur naissance de cette spécificité biologique : plus de ferromagnétite que la moyenne des êtres humains. Mais, j'insiste, même ceux-ci devront malgré tout apprendre, et/ou expérimenter et travailler pour progresser, car la technique, elle, n'est pas innée.

J'ai assisté à un tel apprentissage dans le cabinet d'une magnétiseuse, reconnue et réputée dans ma région. Cette femme formait son fils afin de développer ses capacités, mais aussi pour développer son savoir-faire dans diverses approches et techniques inhérentes à cette fonction. Peut-être avez-vous vécu vous-même une telle situation au cours d'un passage chez votre guérisseur local.

Certaines personnes ont donc des prédispositions naturelles plus importantes que d'autres, c'est comme ça ! On ne peut qu'en faire le constat. On l'a vu, les personnes ayant des prédispositions naturelles pour tel ou tel domaine, doivent apprendre les techniques et spécificités, seules, de façon autodidacte, ou avec un formateur et s'exercer. Certaines ont aussi reçu des outils, des astuces, des tours de main, qui leur sont une aide indispensable, leur permettant d'aller plus loin. Pareillement, à des personnes qui ont la capacité innée du magnétisme, on a montré, donné des formules qui aident à guérir, qu'elles mobilisent en complément de ces capacités innées. J'appelle « formule magique » cette formulation spécifique, connue sous le nom de « conjuration », qui permet d'intervenir sur une pathologie donnée. Celle-ci, « cette formule magique », en supplément du magnétisme animal, humain, est un moyen de créer un lien avec une réserve d'énergie dénommée « égrégore », et d'aller y puiser un renfort complémentaire et spécifique qui contribue aux soins engagés. Dans l'effet induit, on peut penser que les dimensions de rituel, de suggestion et de croyance ont leur part en renfort.

Donc il existe bien des personnes plus rares que le commun des mortels, par définition, qui ont « le don ». Parmi ces personnes, certaines auront le don du magnétisme, d'autres de la musique, d'autres de la cuisine… Ceux-là sont nés avec un don spécifique et particulier. D'autres encore naissent avec la faculté de ressentir là où la personne a un problème physiologique lors de l'imposition des mains. D'autres voient, comme s'ils voyaient le corps « en transparence » ou dans l'aura comme Barbara Ann Brennan. D'autres ont la claire audition, c'est-à-dire qu'ils captent et entendent une information suite à une question posée intérieurement ou par une personne les consultant. Certaines personnes peuvent avoir un odorat subtil et là, ce n'est souvent pas drôle par trop de « mauvaises » odeurs. Mais aussi parfois, et heureusement, il peut y avoir de belles fragrances. Quelques-uns, par l'intermédiaire de supports, peuvent se connecter à l'information future, à l'onde informationnelle et donc connaître certaines informations potentielles futures. J'ai moi-même pu rencontrer des personnes dignes de confiance et de considération ayant ce type de don avec lequel elles faisaient commerce, ou pas. Ces dons peuvent êtres ressentis par leurs dépositaires comme une chance, comme une bénédiction, comme une aubaine, mais pas forcément pour toutes et tous, loin s'en faut. Certains voudraient bien ne rien avoir de tel, de si spécifique, de si particulier, car cela peut être parfois trop lourd à comprendre, à dire, à porter. Il est donc indéniable que certaines personnes ont un don, une capacité de naissance autre et différente des gens « ordinaires ». Une ou des facultés supplémentaires au magnétisme humain naturel ou en surplus ou en une composante autre et spécifique comme par exemple le don de voyance, de claire audition…

Et puis, il y a les gens ordinaires à qui tel oncle ou telle grand-mère a « donné le don ». Il s'agit en fait de transmettre la formule magique, la conjuration adaptée, le plus souvent protocole unique, à la guérison concernée : verrues, zona, vers, brûlures, etc. Cette formule magique spécifique, cette conjuration, circule dans la famille depuis plusieurs générations parfois. En fait, il s'agit le plus souvent d'une double transmission initiatique, celle de la formule et celle de la certitude absolue du savoir-faire qui y est associée.

À partir de là, le simple fait d'avoir cette certitude absolue en ses propres capacités de soins, en ses dons de conjureur, affirme incontestablement chez le praticien sa position, sa compétence, son savoir, son pouvoir au sens noble du terme, c'est-à-dire sa capacité.

Dorénavant, il peut soigner ce pourquoi il a reçu le don de la lignée, de la famille, du passeur de don, de la tradition. Ceci bien sûr, en surplus des capacités naturelles de l'humain à produire et à transmettre de l'énergie, à magnétiser.

Mais là, il s'agit bien pour un certain nombre, au départ, de gens comme vous et moi. Ces personnes qui reçoivent le don sont bien « mélangées » et sont, pour une part, des gens « ben ordinaires » qui n'ont pour certains pas de faculté, de prédispositions, de particularités spécifiques, au sens de « don » du professeur Rocard ou de ce que nous avons évoqué plus haut. Mais il est indéniable que d'autres, eux, sont choisis pour leurs capacités innées, pour leur « capacité, don », perçu par le transmetteur, par le « passeur » du savoir, de la conjuration.

En fait, ce qu'on nomme « don » lorsqu'il y a transmission de celui-ci, est la transmission d'un savoir-faire. Après l'initiation, après l'apprentissage, après la passation, on sait et on sait faire ! Et c'est vrai ! Avec la formule qui va bien et qui vous va bien, si c'est vous qui soignez, renforcée de conviction et d'entraînement, oui, ça marche !

Toutefois nous avons tous entendu des remarques du genre : « Il est moins fort que sa grand-mère ! ». Ou bien : « Telle ou telle personne a un sang trop fort ! ». Ou bien encore : « Elle a un sang plus fort que moi ! ». Donc les résultats escomptés ne sont pas toujours de même niveau.

C'est, me semble-t-il, la preuve que tout le monde peut pratiquer, n'ayant chacun cependant pas la même envie naturelle, la même motivation ou d'éventuelles prédispositions ou « don » favorables selon les exceptions évoquées plus haut.

Par ailleurs, on constate qu'il arrive toujours une fois ou l'autre qu'un praticien, quels que soient la technique, la procédure ou le protocole, « tombe sur un os ». Il arrive à tout thérapeute d'avoir des résultats moins performants avec une personne ou un type de pathologie. Il le faut bien ! Chacun est différent, chaque cas est particulier et les praticiens ne sont ni des dieux, ni des magiciens avec 100 % de réussite, dans 100 % des pathologies, pour 100 % des personnes. Cela n'existe pas. Si jamais un praticien vous affirme que si… Essayez ! ou fuyez !

Tous les praticiens en quelque domaine que ce soit ne peuvent pas être des virtuoses dans leur art. Tout le monde ne peut pas être un très grand chef de cuisine étoilé par exemple. Heureusement qu'il y a de très nombreux cuisiniers aux compétences diverses à travers nos villes et nos campagnes correspondant à des besoins différents. Heureusement qu'un grand nombre de personnes peuvent devenir cuisiniers, et bons cuisiniers, pour la vie de tous les jours, pour le commun des mortels. Mais heureusement tout de même que l'on peut trouver des cuisiniers d'exception pour une fête, un événement particulier, pour le plaisir. Il faut de tout pour faire un monde ! Il en va de même pour le magnétisme et les divers systèmes bio-énergétiques. Nous pouvons tous apprendre et travailler ces sujets et obtenir des résultats suffisamment satisfaisants pour subvenir à une sorte d'automédication naturelle pour nos familles. Un certain nombre de fois, pour les personnes utilisant ces formes de soins à la maison, le peu qu'ils pratiquent pour le besoin ordinaire de la maisonnée sera suffisant et satisfaisant. Quelques-uns, plus rares, pourront devenir des virtuoses du soin énergétique, grâce à leurs aptitudes et au travail quotidien. La compétence est ainsi confortée en acquérant de l'expérience.

Dans ces domaines, et là comme ailleurs il faut de tout pour faire un monde !

En cas de besoin, ce sont les experts qui seront sollicités lorsque la pratique familiale en bioénergie et la connaissance en cette forme d'automédication naturelle ne seront plus assez efficientes. N'en va-t-il pas de même en médecine allopathique ? N'en va-t-il pas de même pour le bricolage, la mécanique, l'informatique, etc. ?

Ce rapport entre praticiens domestiques et professionnels oblige ces derniers. Ils doivent déjà aujourd'hui et plus encore demain, conforter leur art et l'approfondir au-delà de l'expérience, par l'étude autodidacte, la formation accompagnée.

Au sujet de la transmission, abordons la transmission du don de conjuration en particulier.

Premièrement, il s'agit de la connaissance transmise oralement, le plus souvent pour un objet unique, au sein d'une même famille. Dans la grande majorité des cas, la formule reconnue comme magique puise dans une source d'énergie spécifique (christique, mariale…) et donnée par l'initiateur lors de la transmission de la connaissance, du « don ». Cette formule magique qui soigne et qui guérit spécifiquement ce pour quoi on a reçu l'enseignement, est toujours nommée « conjuration ».

Il existe, pour un même problème, pour une même pathologie, des quantités de formules de conjuration, suivant les différentes régions de France, d'un bourg à l'autre, d'un « guérisseur » à l'autre.

La formule magique, la conjuration, quelle qu'elle soit, peut être utilisée sans le don.

Avec plus ou moins d'entraînement, il est possible de réussir. **(note 11)**.

Deuxièmement, il s'agit de la croyance très forte que, dès lors qu'on a la capacité à, qu'on a l'outil pour, on a « le don », on sait. À partir de là, plus d'interrogation pour savoir si ça va marcher. Oui, ça va forcément marcher et lorsque ça marche, là, c'est vraiment magique !

La magie, c'est le mage, celui qui a la connaissance et qui agit. La magie c'est aussi l'âme qui agit, en langage des oiseaux. (voir les livres de Baudouin Burger et de Yves Jacquet en bibliographie).

Conjurer, chacun peut au moins l'essayer, pour s'y exercer, sur des choses simples pour commencer et qui ne prêtent pas à conséquence si ça ne marche pas. Peut-être même certains l'ont fait sans le savoir, sans en avoir conscience. Toutefois, pour conjurer il y a des spécialistes. Certains sont même uniquement spécialisés pour tel ou tel type de conjuration. D'autres, comme le dit monsieur Sabarthès cité par Georges Vergnes **(22)**, savent conjurer ceci mais n'arrivent à rien dans un autre domaine de conjuration. D'ailleurs nous, êtres humains, sommes à la fois tous les mêmes et tous différents.

J'insiste sur cette notion auprès des stagiaires à la fin de mes formations : *Vous allez tous avoir la même caisse à outils énergétique. Pourtant, certains auront de meilleurs résultats sur telle pathologie tandis que certains auront de meilleurs résultats sur telle autre. C'est la vie ! C'est humain !*

Bien que tous les bioénergéticiens ne soient pas d'accord, suivant les croyances de chacun, la formule suivante peut résumer l'état mental que devrait avoir le praticien en énergie et qui caractérise l'état mental de ceux qui ont reçu le « don » : « Et à la fin… c'est ! »

La formule est de monsieur Sabarthès, grand praticien parmi les hommes, qui le dit à la fin du livre qui lui est consacré : *Je veux, il faut et ce sera. Et à la fin… c'est !*

Mais une telle situation advient suite à l'utilisation des outils énergétiques appropriés, après apprentissage auprès d'un mentor ou d'un formateur, après expérimentation puis pratique sollicitant cœur, confiance, amour et conviction.

Telle la maman qui caresse son enfant pour l'apaiser lorsqu'il a mal, le praticien doit œuvrer dans l'ouverture du cœur, avec le don d'amour pour l'autre, la bienveillance, la compassion et le non-jugement de la personne qui vient chercher secours auprès de lui.

Voilà une posture empathique essentielle qui peut faire toute la différence !

Cette posture s'installe naturellement, instinctivement, pour un soin énergétique chez soi, pour la famille.

Un magnétiseur apiculteur avec qui nous avons échangé quelques fois me disait : *Quelle que soit la personne que je soigne, je finis toujours par tomber amoureux d'elle.* Cette image, cette métaphore résume bien l'état d'esprit d'un grand nombre de praticiens qui renforce la qualité et la force du soin. Comme la foi qui soulève des montagnes, l'amour du guérisseur pour le malade met en jeu des forces inconnues qui viennent s'additionner à l'énergie, aux forces naturelles de l'organisme. Dans tous les cas, il faut savoir que l'on obtient de bien meilleurs résultats en ayant cet état d'esprit, sincère et véritable, à l'égard de la personne qui consulte. C'est aussi « le pouvoir de l'intention ». (voir Lynn Mc Taggart, *La Science de l'intention*, éditions Ariane).

LE MAGNÉTISME HUMAIN

Comme l'a interprété Anton Mesmer, sur notre petite planète, la Terre, toutes les formes de vies sont principalement sous l'influence de deux énergies magnétiques.

Le magnétisme tellurique
Nous vivons sur la planète Terre. Celle-ci a influencé toutes les formes de vies et leur développement à sa surface depuis l'origine des temps. Elle nous influence évidemment nous aussi, perpétuellement. C'est en raison de cela que les formes de vies passées, présentes et futures ont réussi malgré tout à s'y développer. Ceci est donc valable pour tout ce qu'elle porte et pour toutes les formes de vies. Elle est pour toutes ces formes de vies comme une mère aimante, aux deux sens du terme. Elle aime d'amour et elle nous aimante, nous attirant magnétiquement à elle, nous gardant collé à elle... les pieds sur terre. Les pôles sont d'ailleurs nominativement subdivisés en géographiques et magnétiques. Magnétisme terrestre... magnétisme tellurique.

Et le magnétisme animal, autrement appelé « magnétisme humain ».
Le magnétisme animal est inhérent à l'être humain. Nous sommes tous porteurs, de par notre condition d'êtres humains, de cette énergie traduite par le magnétisme dit « animal ». Il fait partie de nous, il est en nos corps, il est notre corps. Nous sommes énergies : énergie magnétique et électrique. Tous les organes sont naturellement énergétiques, tout notre corps est énergie, comme tout ce qui existe sur Terre et dans l'Univers. Nous sommes tous de véritables centrales énergétiques. Voilà qui nous assure la vie dans cet environnement au sens large du terme. Voilà qui nous permet la transmission de la vie avant de retourner, le plus tard possible, suite à une trop grande baisse de notre taux vibratoire actuel par manque d'énergie vibratoire interne, à notre mort, à d'autres formes énergétiques, encore !

C'est ce magnétisme dit « animal » ou magnétisme humain dont nous sommes constitués qui peut soigner, équilibrer et « guérir » tout être ou organisme vivant. Une chance, n'est-ce pas ? !

Ces deux types de magnétismes, tellurique et animal, émanent tous deux de l'énergie constituante de notre Univers, de l'énergie primordiale et originelle, de l'énergie universelle de vie comme proposé en Reiki. Ils sont donc deux sous-ensembles de l'Aether primordial. **(note 10)**.

Il convient pour magnétiser, c'est-à-dire transfuser de l'énergie, d'apprendre à minima les bases de cet art dans ses différentes déclinaisons. Il suffit donc de s'y mettre, de s'entraîner et ainsi de développer tranquillement cette faculté par la pratique, sur soi, sur les autres, sur les animaux, les plantes, sur le vivant en général.

Cette forme d'énergie dite « animale » ou magnétisme humain, ou encore biomagnétisme, comme l'a nommée le professeur Yves Rocard, peut être, lors de la transmission à autrui, plutôt de type « laser », donc directe et pénétrante. Dans un premier temps celle-ci est orientée le plus souvent sur le plan physique mais peut aussi être transmise aux différents autres corps énergétiques communément connus sous le nom de « aura ».

Cette forme d'énergie est perçue comme tantôt chaude, tantôt froide, tantôt les deux, lors de sa transmission à autrui, suivant les personnes receveuses. Mais dans tous les cas et suivant le praticien ou le besoin, elle peut être puissante et forte. Elle pénètre physiquement ou reste en surface pour les enveloppes énergétiques suivant le protocole du magnétiseur.

Ce type d'énergie peut aussi être utilisé pour « nettoyer » énergétiquement le corps humain, comme lors du nettoyage énergétique par le biomagnétisme et vient en complément de ce type de soins pour renforcer le taux vibratoire **(note 8)** des personnes, augmentant ainsi leur potentiel de meilleure santé **(note 1)**.

Toutefois et contrairement au praticien en biomagnétisme, il est bon de savoir que le magnétiseur traditionnel se « décharge comme une pile », puisqu'il puise l'énergie pour une bonne part en lui-même afin de la donner. Il est bon également de connaître un minimum d'informations pour prévenir une trop grande baisse de son propre taux vibratoire, de son énergie interne. De ce fait, le magnétiseur doit savoir se recharger correctement en énergie avant de tomber d'épuisement par trop de don de sa propre énergie. Soyez tranquilles, avant d'en arriver là il y a de la marge ! Et puis, si vous pratiquez dans un cadre familial, vous n'avez normalement aucun risque, puisque votre travail en bioénergie ou ses différentes déclinaisons, reste très ponctuel.

Il n'en demeure pas moins que savoir se recharger énergétiquement est valable pour tous : praticiens amateurs, professionnels, mais aussi tout un chacun. Se recharger en énergie est là encore très simple. Et c'est tout particulièrement important, voire indispensable pour les professionnels, eux qui puisent dans leurs réserves à longueur de journées.

Il existe un bon nombre de moyens simples de rechargement en énergie qui s'apprennent facilement, par exemple : la relaxation, la mise en vibration des chakras, les sons chantés en conscience, la méditation, le Kundalini Yoga, des procédures respiratoires, les promenades sur certains sites naturels, sur certains sites telluriques à haute résonnances vibratoires, le bord de mer particulièrement lors de la marée montante, la montagne, la nourriture à forte valeur vibratoire...

Le magnétisme c'est l'influence du rayonnement magnétique sur le vivant.

Le magnétisme des magnétiseurs est la faculté que possède l'être humain d'influer sur la santé d'autrui grâce à son propre magnétisme biologique. Chaque être, chaque élément du vivant, émet un rayonnement bio-électromagnétique ou bio plasma, ou chi, etc. Par une maîtrise de la technique et à l'aide du mental, ce rayonnement peut être dirigé et transfusé d'un magnétiseur, d'un praticien en biomagnétisme, à une personne en sous-vitalité, malade. Le rôle du magnétiseur et des différents praticiens en soins énergétiques sera d'apporter son aide, par sa technique, pour l'humain et le vivant, grâce à son propre rayonnement biologique. Mais il peut également apporter son aide par transmission de l'énergie environnementale, dite universelle, comme par exemple en reiki.

Le magnétisme curatif, agent naturel propre aux êtres vivants, est une technique traditionnelle ancestrale de transmission d'énergie principalement par les mains. Le vecteur de la transmission peut aussi être les yeux, le souffle. Cette énergie pénètre le corps humain pour traiter différents maux et même tout simplement en premier lieu pour permettre à nos fonctions vitales de mener à bien leur rôle.

La finalité du magnétisme est de :
– Soulager le plus grand nombre de maux possible par transmission d'énergie ;
– Calmer et si possible faire disparaître la douleur ;
– Faire remonter le taux vibratoire des personnes et ainsi offrir à leur organisme le maximum de potentiel énergétique d'autodéfense, de stimulation et de reconstitution ;
– Rééquilibrer et réguler les énergies dans l'organisme afin d'y assurer des échanges harmonieux entre organes et permettre ainsi une bonne coopération entre ceux-ci ;
– Conjurer vers, verrues, zona, etc. ;
– Remplacer les énergies dégradées, extraites lors du nettoyage énergétique par biomagnétisme, par de nouvelles énergies de bonne qualité, et ainsi compléter efficacement les soins dans ce domaine d'action.

Le praticien en biomagnétisme et le magnétiseur : quelle différence ou quelle complémentarité ?

À la base, les deux praticiens utilisent la même énergie, le magnétisme animal, humain, dit « curatif » ou « physiologique ». La différence réside dans les protocoles de soins et les techniques utilisées.

Pour le magnétiseur traditionnel, la souffrance, la maladie, résultent d'un manque ou d'un déséquilibre énergétiques qu'il traite en transfusant son propre magnétisme biologique, en transfusant de l'énergie, voire même quelques fois en étalant des concentrations excessives d'énergies. Il magnétise les personnes avec différentes techniques manuelles : utilisation des polarités, passes classiques à une ou deux mains, passes courtes ou longues, passes transversales simples ou croisées, imposition palmaire simple ou avec passes rotatives, imposition digitale simple, mixte, etc.

La transmission d'énergie non transversale ou d'énergie rotative aura toujours lieu du haut vers le bas. Selon l'effet recherché, les passes sont lentes ou rapides, isonomes (plus/plus ou moins/moins) ou hétéronomes (plus/moins ou moins/plus). Toujours selon l'effet recherché, le praticien utilise le dégagement, l'activation et la recharge, le souffle froid, le souffle chaud.

Ce magnétisme curatif pratiqué par le magnétiseur traditionnel est inclus de façon simple dans le travail du praticien en biomagnétisme qu'il mobilise de façon complémentaire. Pour lui, biomagnétiseur, une part non-négligeable de la souffrance, de la « maladie » peut résulter avant tout d'un trop-plein d'énergies électromagnétiques consommées par notre corps, donc dégradées et non/ou mal évacuées par celui-ci.

Là réside bien souvent la conséquence d'un désordre, d'une dysharmonie vibratoire entre les différents niveaux, en particulier au niveau physique, mais pouvant également influer souvent concomitamment au niveau mental, psychique et hormonal. De plus, ce désordre perturbe la libre circulation et la libre distribution de l'énergie vitale aux différentes parties du corps, aux organes et fonctions. Ce déséquilibre offre alors un terrain fertile à la maladie.

Le praticien en biomagnétisme va donc travailler à réguler la libre circulation énergétique, en « nettoyant » le corps physique en évacuant les « toxines énergétiques », en dégageant les énergies dégradées, non/ou mal évacuées. Ce faisant, il restaure les systèmes d'évacuation de ces énergies dégradées et permet ainsi au corps humain de s'autoréguler en douceur, favorisant l'élimination des blocages. Puis, le praticien en biomagnétisme transfuse son fluide vital et donc donne de l'énergie, magnétise, afin de remplir les vides suite à l'extraction, à la désincrustation des énergies dégradées. Alors, à l'identique du magnétiseur traditionnel, il renforce le taux vibratoire des personnes, harmonise et rééquilibre les systèmes.

Pour une grande part, le praticien en biomagnétisme travaille avec une autre approche que le magnétiseur traditionnel. Mais sa pratique inclut bien de façon complémentaire le magnétisme curatif.

Un autre type de « magnétisme » : Le reiki

Nous avons également à notre disposition toute la technique du reiki. Plus personne, me semble-t-il, ne conteste le fait que tout un chacun peut accéder là aussi et peut-être encore plus particulièrement facilement à cette pratique. Le reiki a été mis au point et développé par Mikao Usui. Il sert autant, dans un premier temps, à soi-même en autosoin, qu'à autrui ou pour les plantes et les animaux. Dans un deuxième temps il est plus largement ouvert pour le rééquilibrage, l'harmonisation, aussi bien en soin aux personnes, en usage familial ou en cabinet de praticien. La dimension soin est effective même si l'ensemble du principe du reiki, dès le premier niveau d'apprentissage (1er degré reiki), est au moins autant un outil énergétique de développement personnel qu'à destination d'autrui. Ce type de transmission d'énergie, cette forme de « magnétisme » qu'est le reiki, quelque- fois dénommé « cosmos tellurique » **(note 12)**, mélange deux types de sources d'énergies complémentaires : d'une part l'énergie Yang, cosmique, primordiale et prépondérante en reiki et d'autre part l'énergie Yin, tellurique, bien qu'elle-même déjà incluse dans le cosmos.

L'art du reiki consiste en ce que la personne dite « soignante ou donneuse » qui donne de l'énergie, établisse une convention mentale **(note 13)** afin d'être en situation d'antenne réceptrice et émettrice de ces énergies principalement cosmiques , de l'énergie universelle de vie. Cette discipline consiste donc à canaliser l'énergie vitale universelle dans le but de transmettre cette énergie captée à soi-même (autosoin), à une tierce personne, à des animaux, à des plantes, à la terre, au vivant.

En reiki, c'est l'énergie environnementale et universelle qui est dans un même mouvement, captée et transmise par le praticien au receveur, et cela sans puiser dans l'énergie interne du donneur.

La mise en œuvre de cette canalisation/transmission d'énergie a pour but d'accroître les capacités d'auto-guérison physique, psychoaffective et spirituelle du receveur. Elle libère les blocages, apaise, calme, « soigne » le présent, le passé. Une séance apporte à la personne receveuse un moment de détente profonde, de paix et de bien-être. Pas plus qu'en magnétisme, pas plus qu'en biomagnétisme et pas plus qu'en médecine allopathique ou autres pratiques, ce n'est une baguette magique. Là, comme dans les autres pratiques énergétiques, d'indéniables bienfaits sont procurés. Un soin en reiki comprend au moins quatre séances consécutives, légèrement espacées dans le temps, idéalement si possible à un jour ou deux d'intervalle.

Cet art ne peut être mis en œuvre selon la tradition, et donc selon l'outil transmis par Mikao Usui, qu'après l'initiation **(note 14)** qui ouvre les centres de captation/transmission de l'énergie universelle de vie. L'initiation est réalisée par un « Maître », formateur en reiki. Suivant le formateur, le reiki est divisée en trois ou quatre niveaux d'apprentissage appelés « degrés ».

L'initiation au reiki est simple, aisée et accessible à tous. En ce qui me concerne, le premier degré est réalisé sur deux journées qui comprennent : exercices de mise en énergétisation consciente des sept principaux chakras, origine et historique du reiki, apports théoriques de base sur les systèmes énergétiques, le soin complet à une tierce personne, le soin rapide à une tierce personne et l'auto-soin. Exemples de procédures de mises en canal reiki. Puis vient l'initiation reiki en elle-même, par le Maître reiki formateur ou l'un des Maîtres reiki accompagnant, suivie d'une séance de soin. Pour un premier degré, ces deux journées suffisent mais sont le minimum indispensable afin de rencontrer et apprendre les bases du reiki. Le stagiaire est alors en mesure de se donner des soins (auto- soin) et de pouvoir commencer à transmettre de l'énergie à une tierce personne, aux plantes, aux animaux de façon responsable, lucide, intelligente et pourquoi pas, éclairée, après une période traditionnelle d'autosoins d'au moins vingt et un jours.

Les deuxième et troisième degrés en reiki seront également dispensés sur deux journées complètes chacun. Là aussi des initiations seront transmises pour compléter l'ouverture du canal de captation/transmission de l'énergie. De plus, les stagiaires, lors de ces deux sessions, rencontreront les symboles reiki qui sont des ondes de forme : cinq symboles en tout pour le reiki traditionnel Ushui. Trois pour le deuxième niveau puis deux pour le troisième niveau. Enfin, ceux qui voudraient aller jusqu'au bout de leur démarche personnelle ou ceux qui souhaiteraient à leur tour transmettre cet art énergétique, pourront réaliser la maîtrise en reiki, le quatrième degré. Celle-ci se déroulera sur une journée et, selon ma propre pratique, pour une seule personne.

La personne qui pratique le reiki, donc qui capte et transmet l'énergie, est dite « canal », capacité acquise dès la fin du premier degré. Lors des séances de soins elle ne se décharge pas, ne se départit pas de sa propre énergie, à l'inverse du magnétiseur. Elle capte cette énergie et la laisse passer en elle, à travers elle, tout en contribuant à son propre ressourcement, car elle ne transmet jamais la totalité de l'énergie reçue. Au contraire, elle en garde une petite partie pour elle-même naturellement et sans avoir besoin d'y penser, ce qui fait partie intégrante du principe. Lors de la transmission à soi-même et à autrui, la qualité de cette énergie pour le receveur est plutôt chaude, ronde et doucement pénétrante.
Avec l'énergie du reiki, il y a transmission d'énergie sur tous les plans de l'être, physique bien sûr, mais également sur l'ensemble des corps énergétiques appelés

« auras ». Ces corps, ces enveloppes énergétiques aux diverses dénominations suivant les traditions ou les cultures, sont notamment les corps éthérique, astral, mental...

Le reiki c'est au moins dans un premier temps un rééquilibrage énergétique. Il est un très bel outil de développement personnel et de soins. **(23)**

Maintenant il me semble important d'apporter des précisions sur le **Maître** reiki.

L'habitude, la tradition, donnent cette dénomination aux formateurs en reiki. Mais ici le mot « Maître » n'a pas la connotation de « l'être révélé » des asiatiques, il s'en faut de beaucoup. À ce jour, je n'en connais pas qui ait cette prétention. Il s'agit ici simplement de celui qui a reçu le minimum d'enseignement, soit les quatre niveaux ou degrés en reiki, vérifié et validé par son propre formateur, son propre Maître en reiki. Il a obtenu ainsi la possibilité à son tour, après acquisition d'expérience, d'enseigner s'il le désire, de transmettre en pleine conscience cet art traditionnel et moderne à la fois, de développement personnel, de relaxation, de bien-être, de soins et de « guérison ».

Bien évidemment, l'enseignement de cet art comporte lui aussi des règles, des principes de base empruntés à des traditions qui ont inspiré Mikao Usui et forts de ses propres recherches. Ces recherches sont aussi complétées à ce jour par d'autres plus récentes. Toutefois, le formateur doit toujours travailler dans le respect des représentations, des connaissances et surtout des non-connaissances des élèves venus découvrir cette approche énergétique. C'est ainsi que le formateur saura se mettre au service des uns et des autres et qu'il saura adapter sa formation au plus petit dénominateur commun, pour emmener l'ensemble du groupe présent au niveau requis. C'est ainsi qu'il pourra offrir la possibilité de faire les liens nécessaires afin que chacun y puise le meilleur pour lui-même avec l'appropriation de l'outil vibratoire énergétique.

De mon point de vue, il existe un trop grand nombre d'ouvrages sur le sujet et surtout d'ouvrages inégaux, certains visant une ambitieuse exhaustivité ou comportant des extensions incertaines. Certains écrits disent tout, tout de suite. Est-il utile et souhaitable de tout livrer d'entrée au néophyte ? Un enfant de cours préparatoire est-il invité à lire en même temps un petit conte illustré et Victor Hugo ou Stendhal ? Il en va de même pour le reiki, pour le biomagnétisme et autres approches énergétiques pour lesquels la progressivité de l'apprentissage est un gage de bonne intégration.

Le reiki, depuis Mikao Usui, est transmis avec une approche ésotérique. Dans la pratique d'enseignement que j'ai développée, j'ai pu constater et valider que cette approche n'est pas obligatoire. En effet, il n'est nul besoin de « croire », pour que cela soit. Il en va de même dans cet art comme dans les autres pratiques en soins énergétiques.

Fort de ce constat et afin que toute personne mal à l'aise avec une approche ésotérique puisse accéder à cette forme de pratique, j'ai pu, grâce à des stagiaires non-croyants, voire agnostiques, développer en plus de l'enseignement traditionnel, une approche sans connotation dogmatique ou religieuse tout aussi efficiente tant en terme de captation/transmission qu'en terme de résultats en soins. Cet enseignement pleinement imprégné de reiki traditionnel a les mêmes effets et toutes les qualités de sécurité, de sérénité, tant pour le praticien que pour le receveur.

Là encore je n'ai rien inventé, je n'ai fait qu'adapter des pratiques anciennes traditionnelles à notre société contemporaine forte de multiples approches individuelles et de représentations différentes.

Je veux maintenant attirer votre attention sur un point fondamental.

La pratique du reiki, du magnétisme, du biomagnétisme, pas plus que la pratique de toute autre technique énergétique ou apparentée, ne donne de pouvoir au praticien. Il s'agit là simplement d'acquisition par l'apprentissage de compétences, de savoir-faire simples et à la porté de tous. Par la suite, grâce à une pratique régulière, l'expérience sera là, tout simplement.

Toute autre démarche visant à s'octroyer un pouvoir d'orgueil personnel ou de manipulation d'autrui, serait une dérive et en rupture totale avec l'esprit de ces approches énergétiques. Ce faisant, le praticien non seulement pourrait prendre un risque pour lui-même, mais se mettrait de facto en rupture avec la communauté des praticiens énergéticiens, tant occasionnels que professionnels.

Soyons bien d'accord, **il n'y a pas de pouvoir**, en aucun cas ! **Mais, il y a bien du savoir-faire, de la compétence, de l'expérience, et forcément en plus, de la conscience bienveillante mise au service d'autrui avec application, intelligence et discernement.**

LES FORMATIONS

Avant d'aller à la rencontre du reiki, comme du magnétisme, du biomagnétisme ou de toute autre pratique bioénergétique, avant de vous lancer dans ce type d'apprentissage – ce que je vous souhaite vraiment du fond du cœur –, informez-vous un minimum sur votre futur formateur. Quelle est sa renommée? Depuis combien de temps pratique t-il ? Reçoit-il en cabinet ? Combien de stagiaires maximum sont inscrits lors de ces formations ?

En effet, il m'est arrivé de participer en qualité d'accompagnant (participation bénévole auprès du formateur comme aide à l'animation du stage) lors de formations avec un nombre de stagiaires à mon avis beaucoup trop important, jusqu'à 15 ou 20 personnes ! C'est trop, beaucoup trop ! Dans cette situation le formateur ne peut en aucune manière répondre à la totalité des questions légitimes des stagiaires. De plus, il n'aura pas la disponibilité pour être à l'écoute de personnes qui n'oseront alors pas poser de questions par peur de paraître inintelligent ou inculte.

En deux jours pour un stage reiki ou en cinq jours par module pour l'apprentissage du biomagnétisme, le temps reste compté pour tout expliquer et mettre en application : la formation en elle-même, la technique de soin, les mises en vibration des chakras et autres exercices pour faire remonter le taux vibratoire des praticiens, les relaxations, les initiations (pour le reiki) et les soins par imposition des mains en eux-mêmes.

Il est donc, me semble-t-il, important de privilégier un formateur se limitant à un petit nombre de stagiaires.

Informez-vous également des conditions tarifaires. Quels sont les prix demandés pour chacune des différentes formations ? En effet, de façon très courante, les coûts augmentent de façon exponentielle avec un prix d'appel pour le premier niveau, puis un prix plus élevé pour le deuxième, puis un prix encore plus fort pour le troisième. Et quand arrive la maîtrise en reiki ou le module final du cycle de formation x ou y, le prix explose. Dans certains cas c'est absolument indigne, du grand n'importe quoi, pour ne pas dire… de l'arnaque !

Qu'il puisse y avoir une petite différence de coût entre un premier niveau d'apprentissage et les suivants, pourquoi pas. Mais il n'est pas justifié qu'il y ait à chaque étape et en particulier au module final, une augmentation importante ou par trop décalée.

Donc, soyez vigilant, informez-vous, renseignez-vous auprès de vos amis, mais pas auprès de personnes ayant des liens avec votre futur formateur, comparez. Ce formateur pratique-t-il lui-même en qualité de praticien ou thérapeute ? Demandez à rencontrer la personne qui va vous former, c'est bien normal ! Ainsi vous pourrez vous faire une idée par vous-même. Vous avez le choix, ce choix vous appartient.

Quant aux formations et initiations par CD, DVD ou à distance, stop ! Que vaut une formation sans formateur qui puisse vous écouter, vous-même ainsi que les autres stagiaires ? Que vaut une formation sans formateur qui puisse vous répondre et répondre aux diverses questions ? Que vaut une formation sans formateur pour corriger les imperfections dans la pratique, imperfections normales du débutant ? Vous l'avez compris, dans ma façon de voir et de faire, pas de formateur présent physiquement veut dire peu de formation en réalité, voire même pas de formation du tout puisque enseignement et accompagnement dans la pratique sont indissociables.

LES ONDES DE FORMES ET AUTRES MODES VIBRATOIRES

L'énergie est une onde. Les ondes sont énergies. Les formes aussi émettent des ondes.

Toutes les formes d'énergies et tous les hommes émettent des ondes, des vibrations, des rythmes, des fréquences plus ou moins longues ou courtes, plus ou moins perceptibles, plus ou moins visibles ou sensibles, mais réelles.

Nous pouvons toujours finir par ressentir ces énergies qui sont même mesurables pour la plupart.

Nous pouvons les ressentir soit directement dans nos mains ou dans notre corps, soit par des sensations plus ou moins agréables. Parfois même la perception est intuitive ou indirecte par observation de notre environnement.

Nous avons tous fait l'expérience d'une plante qui ne se plaît pas, qui ne croît pas comme elle le devrait à tel endroit de la maison ou du jardin, avec pourtant toutes les bonnes conditions pour s'épanouir. Nous la déplaçons, quelquefois de peu, et voilà qu'elle pousse, qu'elle fleurit d'abondance ! Les émissions énergétiques du lieu précis où elle se trouvait précédemment n'étaient pas bonnes pour elle. Phénomène bien connu en biologie de l'habitat, santé de la maison, communément connue sous le nom de « géobiologie ». Dans le cas évoqué, c'est la plante qui a le ressenti énergétique et qui le manifeste.

Dans la nature également, l'observation de végétaux peut nous indiquer des zones pathogènes : un arbre par exemple par ses déformations ou son inclinaison en comparaison des autres arbres proches qui croissent bien droit, un manque très net de développement de la végétation au beau milieu d'une haie ou d'un buisson, un coin où rien ne prend.

Les animaux eux aussi nous informent. Ce sont bien eux qui, lors du dernier grand tsunami en Indonésie, ont évacué les lieux en premier, donnant ainsi une alerte que les hommes n'ont pas su prendre en compte. Il en est de même pour les tremblements de terre, déjà « sentis » ou « ressentis » par les animaux alors que nous n'en savons encore rien. Il arrive que, même lorsque nos instruments les plus high-techs n'ont encore rien signalé, les animaux, eux, fuient déjà. Nos propres animaux domestiques sentent et ressentent avant même que nous autres, êtres humains, ayons l'information. L'arrivée imminente d'un membre de la famille est perçue par les animaux de compagnie et l'information est manifestée via ces animaux avant l'arrivée véritable, physique de la personne. Des études sur ce phénomène ont été réalisées en Grande-Bretagne par des équipes de recherche scientifique **(13)**.

Dans le passé, bien des peuples, les Romains entre autres, laissaient paître un troupeau, de moutons par exemple, sur un terrain avant de construire une maison. L'endroit où dormait régulièrement le troupeau indiquait le lieu de construction de la maison, assurément sans perturbations énergétiques et vibratoires pour les futurs occupants du bâtiment. Voilà qui relève de la biologie de l'habitat naturelle par simple observation du vivant, des animaux.

Tout ce qui existe s'exprime par des vibrations. À toute vibration spécifique correspond un son, un nom, un nombre, une couleur, dont la résonnance s'identifie à une forme. Ainsi, en reproduisant un son déterminé, sa forme sera à nouveau créée de par l'état vibratoire. Inversement, en construisant une forme, celle-ci émettra les vibrations spécifiques à son propre taux vibratoire. Autrement dit, cette forme sera en même temps vibrations d'onde de forme, sonore et de couleur, puisqu'il s'agit d'une seule et même chose s'inscrivant sur les différents plans de la matière. Certaines manifestations de ces vibrations sont perçues par nos sens et d'autres plus difficilement, voire pas du tout, selon notre degré de sensibilité.

Forces ambivalentes, les formes se révèlent harmoniques et amies ou disharmoniques et ennemies. Elles agissent sur notre environnement et interfèrent sur notre propre état vibratoire. Les formes créées n'entretiennent jamais une ambiance neutre. Selon leur constitution propre, pierre, bois, métal, etc., mais également par leur masse et volume, par leur forme, elles sont des émetteurs d'énergies. Il nous est dès lors possible de comprendre pourquoi nous devons accorder une telle importance aux formes en général. Elles sont en même temps vibrations de formes, sonores et colorées, identiques sur le plan ondulatoire, vibratoire, et donc elles sont énergies **(15 & 16)**.

N'avez-vous jamais ressenti, lors d'un déménagement ou tout simplement pour le plaisir du changement dans votre maison, en déplaçant les meubles d'un endroit à un autre, que l'emplacement convenait ou pas. Pourtant, vous pensiez bien que là, le meuble aurait été vraiment bien placé. Et puis, une fois en place, constat d'évidence : non, là, ça ne convient pas ! Quelque chose cloche !

Une des explications vient du fait que ce mobilier produit une onde, une onde de forme. Le meuble de par sa forme émet une énergie et, à l'endroit envisagé, cette énergie est pour vous ou pour la pièce de la maison, positive ou négative et vous le ressentez spontanément, intuitivement. Fort heureusement souvent, une fois le meuble en place, oui, là, ça convient bien ! L'onde émise est positive. Pour vous, à cet endroit précis et pour ce moment de votre vie, la résonnance est en harmonie avec vous et votre environnement et peut-être même en amélioration des états vibratoires du lieu et des habitants. Là, dans ces circonstances précises, le meuble ainsi placé devient harmonisateur. Il en va de même pour tout objet.

Le corps humain, forme générée par la nature, possède les caractéristiques de l'émetteur-récepteur. Émetteur de vibrations de par la constitution de ses différents plans énergétiques, ayant corollairement les propriétés de l'antenne. L'être humain est une structure avec ses limites propres en même temps qu'ouverte sur l'environnement, au même titre qu'une cellule de son corps ou que la planète Terre.

Le corps humain antenne capte. Il capte les énergies, bonnes comme nuisibles pour lui. Il est possible d'harmoniser au mieux ou le plus possible les émissions vibratoires. Cela permet dans notre environnement de vie, d'être enveloppé et pénétré par de bonnes énergies, avec un taux vibratoire biodynamique favorisant le travail ou le repos, favorisant notre propre taux vibratoire humain et donc favorisant notre état de meilleure activité, de bonne santé.

Le corps humain est aussi émetteur de vibrations, il peut donc émettre des ondes biodynamiques. C'est ce qu'il fait naturellement et de façon permanente sans que nous en ayons conscience grâce au magnétisme humain et grâce à l'énergie cosmo-tellurique. Le corps humain peut donc capter, transmettre et soigner par émission d'ondes, par émissions vibratoires.

Si les formes n'émettaient pas d'ondes, alors pourquoi les militaires de toutes les « grandes » nations s'embêteraient-ils à concevoir et fabriquer des avions et bateaux furtifs, non décelables par les ondes radars, sur lesquels les ondes ne rebondissent pas en écho vers les radars de détection. Si les militaires le font, c'est que ces formes, ondes de formes camouflages, n'émettent pas ou très peu de résonnances de par justement leurs formes. Alors, si ça marche dans un sens, inéluctablement ça marche aussi dans l'autre sens. Les militaires ne sont pas de joyeux illuminés qui délirent sur des trucs de magnétiseurs. Les formes quelles qu'elles soient émettent donc bien des ondes et les militaires le savent bien.

LA PENSÉE ÉMET DES ONDES

Les résultats d'une électroencéphalographie apportent en eux-mêmes la preuve d'une fréquence vibratoire émise par notre cerveau et mesurée par un appareil.

Avec les matériels de mesure actuels utilisés dans les hôpitaux, lorsque l'on pense, parle, chante, calcule, des zones différentes, précises et particulières sont repérées… par l'émission d'une fréquence, due à l'activité de notre cerveau. Il y a donc émission d'énergie.

On peut donc mettre en vibration cérébrale une pensée, une forme, une couleur, une prière, un but à atteindre, une situation, etc.

La pensée est tout. La pensée peut tout faire ! **(24 & 2)**

Napoléon Hill, écrivain et journaliste américain, élève d'Andrew Carnegie, dit :
Tout ce que l'esprit peut concevoir et croire, il peut l'atteindre.

La pensée et le verbe émettent une imagerie mentale, voilà qui est maintenant bien connu et reconnu. C'est un fait !

Consciemment ou non, mais très souvent inconsciemment, notre cerveau projette une image mentale pour toute chose pensée ou dite. Dès lors, à chacune de ces pensées, à chacun des mots employés, nous envoyons une onde, une vibration, positive, voire, malheureusement, négative dans notre cerveau, dans notre corps, dans nos enveloppes énergétiques, ainsi que dans notre environnement proche et lointain. Ces ondes pensées, ces énergies se transmettent à notre subconscient et nous marquent très profondément. Elles créent même inconsciemment ce que nous sommes, notre futur, notre croyance, ce que nous serons ou ce que nous aurons. Elles investissent aussi notre environnement du plus proche au plus lointain ! C'est là une façon de créer notre environnement, nos relations aux autres, à la planète et notre propre devenir à court, moyen ou long terme.

Nos pensées, notre éducation verbalisée ou non, nous influencent, influencent ce qui est et ce qui sera. Alors, comment nous parlons-nous à nous-mêmes ? Comment éduquons-nous nos enfants ? Comment l'école interagit-elle, elle aussi, avec nos enfants ? Et puis que dire de l'impact des informations médiatiques déversées inlassablement tous les jours ? « Le poids des mots, le choc des photos... ». Vous savez bien qu'elles influencent notre quotidien, le perturbent.

Les mots sont aussi les maux. Tous les mots, tous nos mots et toutes nos pensées peuvent être ou devenir des maux. D'ailleurs, un livre bien connu de beaucoup peut nous être d'une grande utilité. Ce livre, *Les Quatre Accords toltèques* **(25)**, me semble proposer un code de réflexion, puissant, ouvert et peut-être, pour certains, utile par une mise en pratique quotidienne. Le premier accord toltèque, *Que votre parole soit impeccable*, résonne à l'encontre du bruit de fond de notre environnement quotidien. Il valorise une bonne façon de vivre en harmonie avec les autres habitants de ce monde, en bonne intelligence avec notre société.

Cet accord favorise aussi une belle et bonne façon de vivre en harmonie avec nous-mêmes. Qu'avons-nous comme mots et comme pensées à notre égard ? Écoutez-vous, prêtez-y attention ! Vous allez être, me semble-t-il, surpris.

Je vous laisse le soin de découvrir par vous-même les autres accords toltèques, de mon point de vue également formidables d'utilité pour nos vies et pour nos sociétés. Vous les ferez vôtres ou non selon vos propres modèles.

Il appartient donc à chacun d'entre nous d'être attentif à ce que nous pensons, exprimons et voulons vraiment, et plus particulièrement en matière de santé et de soins. Oui, cela est bon et favorable pour notre propre état de santé. Cela est tout aussi important, sinon davantage, lorsque nous voulons donner de l'énergie aux autres, lorsque nous donnons des soins aux plantes, aux animaux, aux membres de notre famille ainsi qu'à toute autre personne.

À l'encontre de notre éducation plutôt traditionnellement chrétienne, de notre modèle de société contemporaine, nous devons nous « reprogrammer » et travailler nos pensées. Elles devraient toutes être des pensées positives. Elles ont un influx vraiment très important sur notre présent, notre devenir et notre environnement, au sens très large du terme. Prenons un exemple tout simple : *Sylvain, n'aie pas peur des araignées* ! Le cerveau de Sylvain retient : *Sylvain a peur des araignées*. En effet, notre cerveau ne retient pas les négations.

Lors des soins énergétiques, il nous appartient d'être en état vibratoire positif, tant physique qu'énergétique afin de ne pas « vampiriser » le receveur, et à minima d'avoir une neutralité mentale. En effet, que diriez-vous d'un magnétiseur qui aurait comme pensées durant la séance de soins : *Quel con celui-là* ! ou bien : *Je ne peux pas le piffer* ! Les pensées du praticien, ses conventions mentales doivent être à minima neutres à défaut de positives. Sans quoi, à quoi bon ? De plus et comme je vous le disais plus haut, l'amour inconditionnel est force de guérison, comme la mère avec son enfant. Vous pouvez vous référer aux travaux de Masaru Emoto **(26)** sur la mémoire de l'eau, sur la résonnance de toute forme d'onde vibratoire (pensée, écriture, couleur, son, etc.), sur les molécules d'eau et donc sur notre corps composé à plus de 70 % d'eau. À l'étude de cela, imaginez également les résultats de nos pensées sur nous-mêmes, que ce soit à travers les techniques de pensées positives, de pensées créatrices, d'hypnose éricksonienne, de notre brouhaha personnel interne, avec ou sans méthode Coué par exemple. L'impact positif ou négatif semble bien inéluctable.

Comme nous le dit Jean-Émile Charon, physicien et philosophe : *Dans l'Univers, chaque atome est relié à tous les autres atomes, à travers la substance (esprit) de l'antimatière. Toute connaissance est potentiellement accessible à chaque atome de l'univers.*

Citons également Jacqueline Bousquet : *La mémoire de toute chose réside dans le magnétisme, porteur de l'information.*

Toute pensée résonne en nous, toute pensée est une onde, une vibration qui nous imprègne, nous impacte donc. À nous de faire que ce soit positivement pour nous-mêmes, pour les autres, pour le tout. Voir également les travaux présentés par madame Lynn Mc Taggart sur le champ de la cohérence universelle en bibliographie (2). Passionnant !

LES ÉGRÉGORES

Il existe aussi d'autres sources d'énergie, d'autres réservoirs pour notre propre bien-être et le soin des personnes.

Certains des ces réservoirs sont dénommés « égrégores ». Ce sont des endroits immatériels où de l'énergie est stockée et dans lesquels on peut puiser, où on peut pareillement en envoyer afin de reconstituer le stock. Ces égrégores sont en eux-mêmes des énergies-pensées. Ils contiennent par exemple des énergies de pensées positives, d'amour, de bien-être que l'on peut mobiliser de façon louable pour les transmettre à autrui au service de la guérison des personnes.

Pour illustrer, on peut citer les personnes qui conjurent. Croyantes ou non, elles le font avec l'aide de formules particulières adaptées au soin à apporter, appuyées très souvent par des prières chrétiennes invoquant Dieu, Jésus, Marie ou les saints. Mais, suivant les religions ou croyances des uns et des autres, bouddhiste, animiste, etc., ce sont d'autres dieux, d'autres recours, d'autres forces qui sont appelés.

La formule, la prière sont des vecteurs de puissance supérieure qui créent la connexion avec le réservoir, l'égrégore, où l'énergie est « puisée » ou à tout le moins requise. Ce moyen mental utilisé est donc une convention de lien avec la source au service du soin, mobilisée avec sincérité quant à la guérison.

Les différents égrégores sont sollicités par un grand nombre de conjureurs que ce soit de verrues, de vers, de zona, de feu, etc. Pour chaque conjuration il existe une ou plusieurs formules, prières.

En principe, après avoir effectué leur soin, les praticiens remercient les recours ou les forces invoquées et, ce faisant, « rechargent » l'égrégore. Ce remerciement peut prendre la forme d'une prière ou d'une méditation. L'expression peut en être à voix haute, marmonnée, posturale, mentale.

Est-il indispensable d'être croyant en telle ou telle religion pour que la prière utilisée relevant de cette religion soit efficace ? L'anecdote suivante apporte une réponse.

À une époque, j'ai eu la joie d'être admis dans un groupe de praticiens en tradition des druides qui connaissent et utilisent des énergies de très haute qualité et de très grande force. J'en ai été le témoin bien des fois. Lors de la préparation à une cérémonie de la fête celte de la Samain, l'un des participants à cette cérémonie nous a donné le témoignage suivant : *J'ai reçu « le don » de passer le feu, mais c'est avec des « bondieuseries » et vous savez bien, j'y crois pas à ces « bondieuseries », mais j'utilise la formule quand même, avec Judas et le mont des Oliviers, eh bien, vous me croirez si vous voulez, mais... ça marche !.* Donc, croyant ou pas, en utilisant la formule qui va bien et en se reliant et donc en « puisant » dans l'égrégore, ça marche ! Mais en y mettant aussi le désir, l'envie de réussite.

Par parenthèse, ces pratiquants de la tradition des druides ont de grandes et belles connaissances de protocoles, de techniques énergétiques puissantes. Hélas, leurs savoirs ne sont pas facilement transmis notamment aux énergéticiens et praticiens en soins à la personne. Dommage ! Il faut dire que pendant des siècles, ces druides et ces porteurs de savoirs ancestraux ont été pourchassés impitoyablement par les autorités des différentes époques, et que beaucoup en sont morts. Alors, forcément, ça laisse des traces dans les lignées de transmission des connaissances ! Lisez pour exemple d'illustration : *La Promesse de l'Ange.* Dans ce roman, fort intéressant, nous trouvons ce type de résultante (**5**).

Un autre exemple mais cette fois vécu et réalisé par l'un de mes stagiaires, Bernard. Bernard m'a toujours dit que toutes références, lors de soins énergétiques quels qu'ils soient, à Dieu, Marie et tous les saints, ça le « gonflait ». Il s'est toujours proclamé comme agnostique et mécréant. Bien ! Un jour, Bernard, homme de 80 ans, m'appelle en urgence car une personne s'adresse à lui en qualité d'énergéticien (entre autres) pour traiter un zona. Mais lui ne sait pas faire. Je l'informe que je veux bien lui dire quelle est la conjuration que j'utilise, mais que c'est avec des « bondieuseries ». Là, contre toute attente, comme il y a, semble-t-il, urgence et comme Bernard est curieux et intelligent, il accepte d'écouter le protocole et de l'essayer. Résultat immédiat, me dit-il quelques jours plus tard. Mais en plus, maintenant, il témoigne lorsqu'il participe en qualité d'accompagnant lors de mes formations : *Bien sûr j'y crois pas à ces « bondieuseries » que Dominique m'a refilées, mais quand même ça marche ! C'est incroyable, même moi je suis capable de faire ça ! Alors le mécréant que je suis vous dit « essayez ! », et puis si ça marche pas pour vous, prenez une autre formule qui vous va bien et puis essayez encore !*

Juste pour le plaisir de l'anecdote : Bernard est venu en stage premier degré de Reiki à 75 ans, « poussé » par sa femme. Pour lui la découverte fut absolue. À midi il serait bien rentré chez lui, mais grâce à sa curiosité et à sa femme… il voulait bien faire l'effort, pour voir et puis rester poli. Cinq ans plus tard, exactement le 21 juin 2012, il passait sa maîtrise. Maintenant nous travaillons ensemble, voire même il m'en apprend. Tout est possible sur terre, toute la vie. Merci Bernard !

UN AUTRE EXEMPLE DE CAPTATION D'ENERGIES SUBTILES

La radiesthésie est utilisée par les sourciers pour trouver de l'eau ou quantités d'autres choses, (minerais, objets perdus, pétrole, conduites anciennes de gaz dans nos villes) partout dans le monde et depuis toujours. (voir l'Abbé Mermet : *Comment j'opère* **(14)**, et aussi Marcel Bocquel dans *Merveilleux Sixième Sens* **(27)** par exemple).

Ce n'est plus un secret pour personne que le pendule, les baguettes parallèles ou de coudrier ou les doigts, oui les doigts, pour la recherche radiesthésique, sont mus par la puissance de l'onde émise par l'objet de la recherche : eau, réseaux telluriques, failles, minerais, organes d'un corps, etc. Cette onde est perçue par notre cerveau (subconscient ou inconscient), mettant en mouvement de façon subtile l'outil radiesthésique via l'impulsion physique musculaire, infime et à peine perceptible, de l'opérateur. C'est une réponse électrique du cerveau qui transmet l'information par impulsion réflexe sur les muscles du bras et qui est elle-même amplifiée par l'outil radiesthésique comme le pendule. C'est donc le corps de l'opérateur qui vibre en résonnance avec l'information reçue et qui amplifie l'influx énergétique, via son cerveau, par ses propres muscles jusqu'à l'outil radiesthésique.

Mais plus encore, c'est l'ensemble de notre structure énergétique, l'ensemble de nos corps subtils, plus notre corps physique qui vibrent à l'unisson, car tous ne font qu'un. C'est en fait une ligne de communication, **la** ligne de communication entière et globale.

Cette ligne-là, nous devrions savoir l'utiliser dans son ensemble, sur toute sa longueur, sur toute sa fréquence, dans toutes ses longueurs d'ondes. Chacun de nous devrait pouvoir accéder aux réalités de l'ensemble de ces corps, mais hélas, ce n'est pas ce qui se passe pour la très grande majorité des êtres humains. Pourquoi ? Eh bien, parce que la quasi-totalité des êtres humains a mis en place une stratégie, qui a sans doute été utile dans l'histoire de son évolution, mais qui aujourd'hui montre ses limites. En développant exagérément la perception de notre enveloppe énergétique appelée « corps mental », l'homme s'est éloigné des informations perçues par les autres corps subtils, a perdu la compréhension des informations émises par l'ensemble de sa structure énergétique. Il y a donc « des coupures » sur la ligne !

De nos jours, dans un nombre de domaines de plus en plus important, nous apprenons à aller chercher dans notre inconscient ou subconscient, (formule choisie ou différente suivant les écoles et diverses approches) les réponses à des questions qu'il connaît et que notre conscient ne peut nous apporter : kinésiologie, hypnose éricksonnienne, méditation, P.B.A., bioénergétique, radiesthésie, etc. Savez-vous que notre cerveau ne fait pas la distinction entre une situation réelle et une situation imaginaire ? Savez-vous que le conscient fonctionne à raison de 2 000 bits/seconde, vitesse de transmission des informations, alors que l'inconscient fonctionne à 400 milliards de bits/seconde ! Cette information résulterait, pour ce qui m'en a été transmis, de recherches récentes portant sur les neurosciences.

Soyons convaincus que nous recevons tous des informations et des influx subtils et que nous y sommes plus ou moins fortement sensibles, d'une façon ou d'une autre.

Cette sensibilité, prise de conscience à développer, réalité à accueillir, nous permettra maintenant ou à plus long terme de voir un jour ces perceptions dites extra-sensorielles se réveiller et s'amplifier en nous.

Des personnes, plus éveillées que d'autres, sont nées par chance avec la faculté de percevoir, de savoir à l'intérieur d'elles-mêmes, avec le don. Elles ont ainsi la capacité d'obtenir de nombreuses informations qui restent imperceptibles, occultées pour la grande majorité des personnes. C'est comme cela que quelques-uns communiquent avec les arbres, avec les animaux, avec des énergies autres. D'autres savent, sans jamais avoir appris, à soigner par imposition des mains ou à distance, et identifient ou peuvent identifier l'origine de tel ou tel mal. D'autres voient, entendent. Enfin, certaines personnes ont un ressenti dans leur corps lorsqu'ils passent au-dessus d'une source ou d'un passage d'eau souterrain.

Nous ne devons pas souhaiter obtenir toutes ces perceptions d'un seul coup, si tant est qu'elles doivent venir ; ce serait un choc pour le moins brutal pour nous et pour notre mental.

Toutefois, nous pouvons en obtenir avec un peu d'apprentissage et de mise en pratique régulière. Ayez confiance, c'est possible, nous avons tous en nous potentiellement ces facultés, à développer si nous voulons bien les « entendre » de façon subtile, comme déjà évoqué.

Une prise de conscience de cette possibilité et un entraînement régulier nous permettront une évolution progressive ouvrant l'accès à l'acquisition, à la mise en pratique, puis à la réussite de ces outils dans chaque situation.

La technique développée restera et devra rester en équilibre et en accord avec nous-mêmes, prenant en compte ainsi l'éthique nécessaire à l'utilisation des ces arts et ceci sans jamais vouloir exercer un pouvoir dominateur sur quiconque, ce qui est essentiel.

Au départ on peut s'essayer au travail avec les énergies dans des actes simples de la vie de tous les jours. Un petit exemple de mon quotidien. J'habite en campagne et, lorsque je me rends en ville, je suis tout à fait confiant et sûr de trouver une place de parking là où je me rends. À proximité de mon lieu d'arrivée, je demande mentalement ou à haute voix : *Énergie, on trouve une place de parking !*. L'appel à l'énergie peut être remplacé par l'appel à l'Univers ou à l'inconscient ou à toute autre source d'énergie à laquelle le demandeur se réfère. Et je trouve **très facilement !**

Comme je le dis parfois lors de mes conférences et comme l'attestent les utilisateurs du procédé, beaucoup cherchent des places de stationnement et moi je les trouve ! Voilà qui fait une vraie différence. Il arrive même de temps à autre que l'on me donne un ticket d'horodateur en cours de validité. Une répétition aussi fréquente d'effets positifs à mon bénéfice est pour moi une manifestation de l'efficience de cette approche énergétique simple.

Regardez aussi, et de près, les travaux de A. de Bélizal & P. A. Morel **(28)**.

En complément et afin d'élargir un peu plus notre compréhension ouverture d'esprit, il me semble que le chamanisme est lui aussi une voie, une forme de captation d'énergie subtile !

D'AUTRES FORMES D'ÉNERGIES

Il existe quantité d'autres formes d'énergies utiles pour le bien-être, le soin à la personne, l'harmonisation des maisons. Citons quelques exemples.

Les couleurs

Nos perceptions visuelles humaines qui nous font reconnaître du bleu ou du jaune, ou du vert ou telle autre couleur sont des perceptions fragmentaires des rayons solaires qui sont des fréquences particulières. Chacune émet sur une longueur d'onde, sur une vibration qui lui est propre, d'où la différence de perception visuelle de couleur différente faisant partie de la même lumière. Avec la lumière, il y a déplacement ondulatoire, donc fréquence et vibration, donc émission d'énergie différente suivant la couleur.

L'efficacité de la couleur thérapie ou chromothérapie n'est plus à démontrer. Les effets des couleurs sur notre corps physique et sur nos corps énergétiques (aura), sont utilisés par de nombreux praticiens. Nous utilisons nous-mêmes, sans nous en rendre compte, la force des couleurs pour notre propre ressenti de bien-être dans les vêtements que nous portons et dans lesquels nous évoluons, dans la forme, dans la mode bien sûr, mais aussi d'un point de vue du bien-être. *En ce moment, j'ai vraiment besoin de porter des couleurs. En ce moment, je me sens bien en jaune, ou en rouge, ou en bleu,...* Cela peut se traduire aussi par le besoin de voir la nature et ses dégradés de vert, ou autres, apaisants et sereins.

En **chromothérapie** les couleurs sont émises par exemple par la lumière d'une lampe, par un faisceau lumineux de couleur spécifique pour tel ou tel problème ou tel besoin de la personne en soin. L'utilisation de plusieurs couleurs passantes, toujours avec la lumière projetée d'une lampe, peut permettre de traiter un spectre large de besoins chez une personne, permet de la recharger dans la ou les couleurs qui lui font défaut. Le praticien en énergies, le magnétiseur, le praticien en biomagnétisme ou n'importe quelle personne chez elle, dans le cadre de ses pratiques énergétiques à usage domestique, peut, entre autres, transmettre les couleurs, ou plus précisément la vibration, l'onde, l'énergie de la couleur déterminée **(29)**. Très couramment, la luminothérapie est maintenant recommandée.

Les chiffres

Qui aujourd'hui peut en toute bonne foi, contester cette forme vibratoire particulière influençant notre quotidien que sont les chiffres et l'une de ses applications décodage qu'est la numérologie ? Certains de ces chiffres, en biologie de l'habitat ou santé de la maison (géobiologie) peuvent servir à minorer, voire effacer des perturbations, donc à harmoniser. Les chiffres sont aussi des formes en tant que telles. Il est possible d'aller plus loin dans cette approche avec les lettres de la Kabbale ou les Runes. Elles sont pensées et philosophie, lettres bien sûr, mais aussi formes, chiffres et couleurs **(30 et 31)**.

Les prières, méditations et relaxations

Nombre d'études confirment aujourd'hui que ces vibrations particulières participent énergétiquement à notre état de santé **(32)**.

Les sons

Bien sûr que les sons sont énergie ! Et vous, que faites-vous des sons de votre environnement ? Et quand produisez-vous vous-même des sons ? N'est-ce pas merveilleux de chanter ? Voir les travaux d'Alexander Lauterwasser (faites votre recherche) & les protéodies de Joël Sternheimer (faites votre recherche).

Les formes.

Nous les retrouvons dans toutes les traditions, entre autres en Égypte pour ne parler que de l'une des plus connues. Les ondes de formes, c'est certain, influencent notre quotidien. Ces ondes de formes peuvent améliorer nettement notre confort vibratoire et ainsi toute notre vie, de la maison au bureau et du métro à notre lit. Ou bien pas, suivant nos choix !

Les pierres.

Mais oui bien sûr ! Les minéraux et donc la litho- thérapie ont une influence sur notre état d'être. Comment pourrait-il en être autrement sur notre planète tellurique ? Beaucoup le savent aujourd'hui, même si tous ne le reconnaissent pas.

Les plantes.

Elles sont ô combien porteuses d'énergie. Mais le sujet est tellement vaste en soi que je vous propose de vous référer aux très nombreux ouvrages spécifiques traitant du sujet. Je rappelle simplement qu'entre autres des plantes purifient l'air dans les maisons en absorbant certaines substances chimiques des matériaux de l'habitat **(33)**.

L'eau.

L'eau est le cœur de la vie, de notre vie et elle est énergie. Nous sommes nés de l'eau. L'apparition et l'évolution de la vie sur terre vient bien de l'eau, des océans primitifs. Et nous aussi nous sortons bien d'un liquide, le liquide amniotique du ventre de notre maman. C'est elle, l'eau, que les astrophysiciens recherchent pour découvrir une vraie potentielle exoplanète. C'est une évidence ? Et pourtant, que faisons-nous de l'eau de notre corps ? Que faisons-nous de l'eau de nos villes et de nos campagnes ? De l'eau de nos ruisseaux, de nos rivières et de nos fleuves ? De l'eau de nos mers et de nos océans ? L'eau, n'est-ce pas la vie ? N'est-ce pas ce qui nous donne la vie ? Sans elle nous n'existerions pas, sans elle nous ne serions rien ! Et nous ne voudrions pas, tous et chacun, y prendre une part, une toute petite part d'attention ? Quel respect de l'eau ? Quel traitement de l'eau ? Que se passe-t-il dans nos chères stations d'épuration et que retrouvons- nous dans les eaux arrivant au robinet ? Quelle eau nous propose-t-on dans les bouteilles ? Il existe une association née de la préoccupation de l'eau et de sa qualité, l'association Bio Électronique de Vincent. Cette association dont les créateurs sont français, fait un travail plus que remarquable. Elle diffuse des informations particulièrement intéressantes sur l'eau et les liquides corporels, malheureusement non relayées par les médias ! **(6 & 26)**.

La nourriture.

Energie la nourriture ? Évidence ! **(34) (35)**.

Mais aussi la façon de préparer cette nourriture. Nous savons qu'au-dessus d'une certaine température de cuisson tout aliment est totalement détruit sans plus aucun des éléments essentiels (vitamines…) pour notre corps. La cuisson basse température et hors pression, lorsque cuisson il doit y avoir, est et reste vraisemblablement la seule vraie bonne solution. **(36)**

Les pensées.

Comment ne pas les citer à nouveau en tant qu'énergie ? Je le redis, essayons de faire en sorte que ce soit des pensées positives ! **(24)**

Et tant d'autres

Sans oublier bien sûr le grand air, la nature, le chant, le rire…

L'ensemble des formes d'énergies citées sont de nature et de qualité différentes mais sont bien toutes parties de la grande énergie, du Grand Tout. Elles ont toutes des caractéristiques qui leur sont propres. Elles sont pleinement utilisables pour notre quotidien, pour les pratiques de soins énergétiques, pour notre vie. C'est même recommandé !

LES ÉNERGIES DITES « NOCIVES »

Dans le cadre du magnétisme, de la bioénergie, du biomagnétisme ou de toute transmission d'énergies par imposition des mains, il existe deux lois de base fondamentales :

Il n'y a pas, intrinsèquement, de mauvaise énergie ; il n'y a pas d'énergie qui ne soit pas utilisable.

Les énergies ne sont ni bonnes ni mauvaises. Les énergies sont, c'est tout !

Dans la technique du biomagnétisme que j'utilise en soins à la personne et pour laquelle je donne des formations, nous enlevons bien les énergies dégradées avant réhabilitation des émonctoires, ces grands canaux d'évacuation des énergies dégradées. Cette intervention favorise dans le corps humain la reprise d'un fonctionnement énergétique normal enrichi d'autres énergies grâce à l'apport en supplément du magnétisme physiologique.

Énergies dégradées ne veut pas dire énergies négatives dans l'absolu. Les énergies consommées par notre corps sont simplement dégradées après utilisation pour son bon fonctionnement. Comme pour toute ingestion et consommation d'éléments par l'organisme humain, cela génère des déchets, mais pas forcément nuisibles ou mauvais pour la nature, pour notre environnement proche ou lointain. Prenons par exemple la nourriture et les boissons que nous consommons au quotidien pour nous alimenter et donc, pour vivre. Ces éléments génèrent des déchets, toxiques pour notre corps, que nous évacuons. Si nous les retraitons dans un bon compost, ils vont devenir utiles pour faire pousser des légumes et donc de la nourriture, de l'énergie pour vivre. Ils vont recréer la vie. La boucle est bouclée ! Donc ces énergies dégradées que nous avons évacuées ne sont pas mauvaises dans l'absolu. Elles sont seulement inadaptées pour notre corps dans cet état-là. Mais elles s'avèreront utiles pour une autre utilisation, pour une autre destination.

Prenons maintenant comme exemple une autre forme d'énergie particulièrement utile à la vie : l'air. Bien qu'invisible, le respirer est indispensable à l'homme pour vivre. En l'inspirant dans nos poumons, notre corps retient ce qui lui est utile pour son bon fonctionnement. Par la suite, en expirant, il rejette une autre forme d'énergie, pleine de déchets pour l'homme, principalement du gaz carbonique. Ce gaz carbonique correspond pour nous à une énergie dégradée, nocive ou nuisible. Nous ne pouvons pas vivre dans une atmosphère de gaz carbonique. Par contre ce même gaz sera utile et nécessaire pour les arbres et les plantes qui vont l'utiliser pour se nourrir. Dans leur cycle, ces arbres et ces plantes rejettent alors de l'oxygène, bon pour d'autres formes de vie dont la nôtre.

On le voit encore une fois, il ne faut pas assimiler une énergie dégradée à une énergie nuisible dans l'absolu.

Dans le cadre de la transmission classique, l'énergie va là où on le lui demande (sauf peut-être en reiki, comme évoqué plus loin), elle fait ce que le praticien, le transmetteur, lui intime de faire. Dans le modèle du monde dans lequel je suis, et fort heureusement pour le plus grand nombre, la seule vraie et unique utilisation possible est évidemment au service du bien-être du vivant dans son ensemble, que ce soit les personnes, les animaux, les plantes, les maisons, les lieux, etc. La conscience des choses, donc la convention mentale du donneur, l'intention, est la clé !

Il n'y a pas de mauvaise énergie, il ne peut y avoir que de mauvaises utilisations, parfois hélas et malheureusement conscientes, c'est-à-dire de mauvaises intentions.

Il en va ainsi de bien des choses. Une voiture sert ordinairement à des déplacements pour aller au travail, faire les courses, pour les loisirs. Mais on peut l'utiliser comme voiture-bélier afin de défoncer une vitrine de magasin et d'y tout dérober. La voiture n'est pas conçue à cette fin mais c'est toujours possible. Tout est ambivalent. Il en est de même avec les énergies.

Il n'y a donc que de mauvaises utilisations de l'énergie ou de mauvaises intentions.

Cependant il y a toujours un antidote à une utilisation non louable, erronée, malfaisante, incompétente ou inconséquente des énergies. Nous arrivons ici à la deuxième loi.

Avec l'énergie, lorsqu'elle est utilisée de façon nuisible ou malfaisante à l'égard d'autrui, de façon intentionnelle ou non et lorsque nous la « défaisons », c'est vraiment et toujours du retour à l'envoyeur, un retour direct ! Ce n'est pas une intention ou une invention de ma part, c'est comme ça !
Défaire simplement ce qui a été fait dans une mauvaise intention, sans chercher ni l'origine, ni l'auteur, génère automatiquement un retour en conséquence et proportionnel pour celui-ci. Dommage pour les inconscients, juste retour pour les malveillants !

Rudolf Vogel écrivait ceci en 1984 :
Nous mettons particulièrement en garde les personnes ou groupes de personnes qui seraient tentés d'utiliser à mal les lois, processus et mécanismes naturels des énergies, car inéluctablement, et sans exception aucune, ils découvriront que les mécanismes d'auto-défense de l'Univers absolu (énergies) sont réels et fonctionnent particulièrement bien.
Chacun est l'artisan de son propre bonheur ou de son propre malheur à travers ce qu'il réserve aux autres, et la volonté de contrarier ou de détruire autrui, peu importe pourquoi et comment, déclenche instantanément et avec la même force, le mécanisme symétriquement correspondant.
Les frères Félix et William Servranx, bien connus dans le monde des ondes de formes et de la radiesthésie, disent dans leur ouvrage Radionique et action à distance, cours pratique, *éditions Servranx, 1995, page leçon « le sens des responsabilités »* :
« *Il faut être pleinement conscient de ses responsabilités et agir comme doit agir un*

être responsable ». .

Et puis, toujours sur un plan énergétique, sur un plan de transmission de l'énergie, ils précisent :

« Évitez les ingérences dans les affaires d'autrui. Ne vous immiscez pas dans la vie d'une personne qui ne vous a rien demandé. Cette discipline participera à votre renommée et rendra vos travaux à coup sûr plus solides et efficaces. »

Je veux insister au passage sur combien je suis absolument convaincu de la nécessité de détenir l'accord d'une personne pour intervenir sur elle et donc sur l'inacceptable intervention non consentie, quelle que soit la soi-disant bonne intention qui la sous-tend. Ce principe peut accepter des exceptions dans des cas particuliers : personnes dans le coma, très jeune enfant ou personne empêchée de s'exprimer d'une quelconque façon. Mais là, la famille, les proches, peuvent nous interroger, nous en faire la demande. Quant à nous, si une personne, compte tenu de son état, est dans l'impossibilité de nous en faire la demande directe, nous avons des procédures de « sécurité », de vérifications à valider au préalable, par radiesthésie par exemple.

Il n'y a pas d'énergies intrinsèquement mauvaises.

L'énergie, sous toutes ses formes, n'est ni bonne, ni mauvaise.

L'énergie est, c'est tout !

MA PETITE HISTOIRE PERSONNELLE

Pourquoi et comment en suis-je arrivé à dire de plus en plus haut et fort ce que je vous explique depuis quelques pages : *Nous sommes tous d'origine énergétique de par notre constitution moléculaire et de par notre environnement terrestre et spatial. Nous sommes donc de ce fait tous en capacité de recevoir des soins énergétiques et pour la totalité ou quasi-totalité des humains d'en donner par différentes approches ou techniques. Nous sommes tous bien des bioénergéticiens par nature !*

Pourquoi et comment en suis-je arrivé à dire que nous avons tous, en nous, ces capacités de faire des soins énergétiques et qui plus est, que chacun, que chaque famille devrait pouvoir accéder à ces outils ?
Tout simplement parce que c'est mon propre parcours ! Tout simplement parce que c'est ce que j'ai observé et vécu depuis mes débuts en soins énergétiques, que je continue d'observer et de vivre chaque jour ! L'expérience est particulièrement confortée par les formations données à des publics venant de tous horizons et surtout n'ayant pas reçu le fameux « don » sur lequel beaucoup s'appuient exclusivement. Et puis parce qu'enfin je rencontre des personnes et des écrits qui confirment mon état d'esprit, mon expérience.

Et comment en suis-je venu à pratiquer le biomagnétisme, le reiki et autres approches par imposition des mains ?
Lorsque j'étais enfant, il n'y a jamais eu dans mon environnement familial de questions ou de rapport avec le magnétisme, les magnétiseurs ou l'énergétique ! Rien ! Jamais ! Pas par déni, pas par non-croyance, pas par manque d'ouverture d'esprit, non ! Simplement par une méconnaissance de cet art, par une méconnaissance de ces pratiques énergétiques.

Toutefois un événement important est intervenu lorsque j'avais 23-24 ans. Ma grand-mère maternelle, alors âgée de 72 ans, fut choisie par je ne sais qui, pour « recevoir le don » de conjurer les verrues et les petites brûlures. Quelques années après avoir appris avec grand intérêt sa nouvelle compétence, je me risquai un jour à lui demander : *Grand-mère, lorsqu'un jour toi aussi tu transmettras ton don, si tu en es d'accord, ça m'intéresse vraiment de le recevoir !* Réponse de ma grand-mère : *Ah, mon p'tit gars, ce ne sera pas pour toi !* Déception ! Je me dis alors qu'il me faudra avancer autrement.

Bien des années après le décès de ma grand-mère, je finis, de façon fortuite, par découvrir la personne à qui elle avait transmis son « don ». À ma connaissance, cette personne ne s'en est jamais servie.

Dans la première partie de ma carrière professionnelle qui commença très tôt, je travaillais dans le domaine du tourisme. Lors de très nombreux voyages en France mais également dans tout l'ouest de l'Europe, j'ai eu le privilège de visiter un grand nombre de sites touristiques : sites naturels, paysages magnifiques, châteaux, églises, etc. Je n'ai pas oublié non plus toutes ces merveilleuses personnes qui produisent tant de belles choses et qui rendent la vie vraiment belle.

Lors de ces très nombreuses visites je me suis rendu compte que dans les églises romanes et plus particulièrement dans leurs cryptes, je ressentais une sensation puissante, différente, étrange.

Cette sensation prégnante bien qu'indéfinissable me remémorait ce curieux ressenti avec le fameux chêne de mes sept ans évoqué plus haut (relire préambule page 12). Dès lors, j'ai acquis assez rapidement cette sensibilité qui me permet de ressentir et reconnaître dans ces lieux spécifiques et particuliers, une atmosphère différente, une vibration indéfinissable qui m'environne, prégnante, et qui me dépassent.

J'étais très attiré par ces phénomènes ressentis alors et j'aspirais à les mieux comprendre. Cela m'a conduit à me passionner pour la Préhistoire, les Celtes et la Protohistoire puis le Moyen Âge avec en particulier sa première période. Dans ma recherche d'informations, je me retrouvai un beau jour dans une librairie nantaise, la toute première librairie de l'irrationnel de la ville tenue par Olivier et Martine, bien connus des vieux Nantais. Je tombai ce jour-là sur un livre traitant des runes : *Énergies sacrées, Les Runes* de Arzh Bro Naoned **(37)**. À la fin de ce livre référence, solide pour le jeune adulte en recherche que j'étais, la seule référence de l'abondante bibliographie qui m'appelait était indiquée : « Épuisé ». Que faire ? Je retournai voir ce couple de libraires et leur expliquai ma déception et leur demandai comment prendre contact avec l'auteur pour retrouver cette source. Comme par hasard ils connaissaient cet auteur qui était une de leurs relations. Ils me proposèrent d'organiser une rencontre à la librairie. Le jour fixé, dans mes petits souliers, j'allai au rendez-vous. Je rencontrai cet auteur, homme d'une bonne soixantaine d'années, de taille et de corpulence moyenne, catogan poivre et sel, béret sur la tête et vêtu quasiment du costume traditionnel breton.

Après quelques minutes d'échanges, Arz Bro Naoned m'invita à venir en discuter plus longuement chez lui, mais me signalant habiter à une quarantaine de kilomètres de Nantes, sur la commune de Ligné. Cette commune était voisine de la mienne ! Précisions apportées, son village était à trois kilomètres de chez moi !

Suite à cette très belle rencontre – rencontre de hasard ? – avec ce brave homme que je considère comme un deuxième père, et suite à son conseil, je me lançai dans l'étude de la biologie de l'habitat. Je me formai avec une association de Rezé dans l'agglomération nantaise qui, à l'époque, s'appelait A.E.R.B.H. : Association, Études & Recherches en Biologie de l'Habitat, pilotée principalement par Alain Voyeau et Maurice Aubron. Cette association, devenue E.V.H. : Étude, Vie, Habitat, existe toujours **(38)**. Alain Voyeau et Maurice Aubron, hommes de grande valeur et de grand savoir, ont eu l'intelligence de nous apporter un enseignement progressif, sans jamais brusquer notre entendement de néophytes. Cet enseignement fut de qualité, abondant sur un grand nombre de phénomènes énergétiques et vibratoires, en particulier en biologie de l'habitat, avec de surcroît une bibliothèque interne à disposition, riche et diversifiée, sur les phénomènes énergétiques. C'est grâce à cette formation et ses apports essentiels que je pris conscience que ma recherche profonde correspondait pleinement à ce travail énergétique. Cependant, même si une étude en biologie de l'habitat est très importante pour l'humain, le chemin qui se confortait en moi m'indiquait une autre direction, celle du soin direct à la personne par imposition des mains de type « magnétisme ».

C'est à peu près à cette époque que dans mon ancienne profession je finis par trouver bien plaisante la nouvelle collaboratrice que je venais d'embaucher. Lors de l'un de nos premiers rendez-vous galants, cette jeune femme me fit voir sur sa main droite trois ou quatre verrues. J'étais au pied du mur en tant qu'aspirant magnétiseur-énergéticien mais aussi en tant que jeune coq en conquête. C'était le moment de l'impressionner ! Fais-moi voir ça ! Hum, oui, bon, je vais te les conjurer ces verrues ! Pas dégonflé le garçon ! Oui, mais par où commencer et comment faire ? Ayant bien observé par deux ou trois fois ma grand-mère maternelle lorsqu'elle conjurait et ayant déjà réfléchi quelque peu au sujet, je me lançai, sûr de moi en apparence, mais inquiet au fond, et conjurai les verrues de celle qui deviendra un peu plus tard ma compagne et la mère de nos enfants.

La réussite complète fut au rendez-vous puisqu'une quinzaine de jours plus tard les verrues avaient disparu et ne sont, à ce jour, jamais réapparues. Je veux insister particulièrement, à ce moment de mon témoignage, sur le fait que je n'avais pas reçu de don de qui que ce soit au préalable !

Puis d'autres étapes sont intervenues.

Au cours de ma deuxième année en étude de biologie de l'habitat, une jeune femme du groupe fit un petit malaise. André, l'un des étudiants, lui proposa alors un mini soin énergétique, à titre d'essai, pour voir si cela pouvait l'aider. Par curiosité, je suis allé demander à André ce qu'il avait fait. Il m'expliqua qu'il venait de réaliser un bref soin en reiki ! En fait, il était lui-même praticien et formateur en reiki, donc Maître reiki, ce dont il ne s'était jamais vanté, par humilité et modestie. Fréquentant André depuis un an et demi, je savais que ce n'était pas un illuminé, qu'il avait les pieds sur terre. Je connaissais un peu le reiki et envisageais déjà de me former, mais je ne voulais m'engager qu'avec assurance de sérieux. André, m'ouvrait une porte. Il fut donc convenu d'en reparler ensemble ultérieurement.

André me forma au premier puis au deuxième degré en reiki.

Quelques années après ce deuxième degré, connaissant mon souhait de m'engager dans ces pratiques énergétiques auprès des personnes, la vie s'est chargée de me donner un bon petit coup de pied aux fesses. Des événements m'ont poussé en avant et m'ont obligé, un peu brutalement je dois le dire, à saisir la chance qui m'était offerte d'apprendre ces disciplines en soins énergétiques à la personne et de m'y investir dès lors complètement. Je trouvai ainsi et peut-être enfin la possibilité d'accomplir une forme de « devoir de vie ».

À partir de ce moment, je cherchai à développer mes compétences. Mes premières recherches restèrent infructueuses. Par défaut, je finis par obtenir une documentation sur le biomagnétisme. Cette documentation me révéla une chose essentielle. Avant de donner de l'énergie, il faut prendre en compte le fait qu'il y a une saturation d'énergies consommées, dégradées et mal évacuées du corps des personnes. Cette notion m'est alors apparue dans son évidence, essentielle.

En accord avec ma compagne et malgré le coût important à l'époque et pour ma famille, je m'inscrivis à une formation de premier niveau tout en me disant que j'allais suivre la première semaine et que je prendrais mon temps pour faire le point.

Cette semaine d'apprentissage et l'expérimentation dès mon retour m'apportèrent confirmation d'une autre dimension essentielle : C'est facile d'accès pour tout le monde, il n'y a pas de don particulier à avoir au préalable, et en plus, ça fonctionne ! Suite à ce module de base, sur deux années je suivis le module supérieur qui est le module professionnel, puis le module en régénération lymphatique et enfin en relance lymphatique. Je me lançai alors, après essais et entraînement auprès de mes proches, de mes amis, en qualité de biomagnétiseur professionnel mais, malgré tout, débutant !

Encore une fois, j'insiste sur le fait que je me suis engagé dans les soins sans qu'aucun grand-père, aucune grand-mère, aucun parent, ne m'ait donné ou transmis le moindre « don » au préalable. Et ça fonctionne !

Par la suite, je complétai ma formation : troisième degré et maîtrise de reiki, autres formations en énergétique, approche en bioélectronique de Vincent, approche en P.N.L, approche en hypnose éricksonienne, approche narrative… De plus, dès la fin de ma formation de base en biomagnétisme, je me mis naturellement, sans plus y réfléchir, à me documenter, à mener recherches et essais dans ces domaines bioénergétiques.

Avec le temps et l'expérience vint le moment où je commençai à mon tour à donner des formations, d'abord en reiki en mon cabinet de Fégréac, puis en plus à Nantes dans les locaux d'Hexafor. Enfin, maintenant, je réalise également en mon cabinet des formations en biomagnétisme et en régénération lymphatique globale manuelle ainsi qu'à la demande du président du groupement des Biomagnétiseurs Professionnels et Disciplines Alternatives Associées, monsieur Michel Tachet **(39)**. Je mène ces formations directement pour de futurs professionnels en soins énergétiques, comme pour les personnes souhaitant avoir des outils pour leur famille et proches. Depuis, j'ai élargi ma palette de formations à la radiesthésie, en découverte et initiation. Je travaille également au développement et à la mise en place de formations à destination des professions médicales et également à l'intention des familles.

Grâce à mes expériences, à l'observation et constatations, je restais persuadé que tous les hommes peuvent réaliser des soins énergétiques, être des magnétiseurs, des bioénergéticiens. Mais, le temps passant, je finissais par me sentir esseulé dans cette conviction.

Lors de conférences, comme lors d'échanges ordinaires, j'affirme ce que je pense sincèrement sur ces capacités humaines à magnétiser ses semblables. Je lis alors dans les yeux de nombreuses personnes ou j'entends de leur bouche leur incrédulité, parfois même des insultes à peine dissimulées. Pour d'autres, nettement moins nombreux, mon affirmation est d'évidence.

À force, face à la masse des sceptiques et ne rencontrant pas de paroles ou d'écrits soutenant fortement ma conviction, je finis par m'interroger. Après tout, peut-être devais-je réexaminer mon jugement.

Le doute subsista jusqu'à cet événement de mai 2011, événement de hasard ?

Suite à une démarche auprès de l'association Santé Solidarité de Nantes **(40)** pour faire une miniconférence lors de leur forum annuel, je fus convoqué au siège de l'association par et avec l'un des responsables pour faire le point. Notre entretien se déroula fort bien et permit de nous accorder sur le déroulement de mon intervention.

À la sortie je consultai ma messagerie téléphonique qui m'annonça que ma cliente de l'heure suivante était dans l'impossibilité d'honorer son rendez-vous. Pas très agréable pour le praticien, mais ça arrive ! Je profitai de cette annulation pour aller acheter un livre que l'on m'avait conseillé sur l'aromathérapie. Je ne trouvai pas de place de stationnement proche de la librairie où j'envisageais d'effectuer cet achat, fait plutôt rare pour moi et donc indicateur d'une obligation impérative à me rendre dans une autre librairie. Dans celle-ci je commandai l'ouvrage. Il me restait suffisamment de temps pour me rendre à pied dans la première librairie, afin d'en saluer les propriétaires et de faire mon petit tour. Je baguenaudai, je regardai dans les rayons jusqu'à ce que mon regard soit accroché par un nom d'auteur et un titre : Barbara Ann Brennan, *Guérir par la lumière* **(8)**. Le livre m'était inconnu mais je l'achetai sans hésitation en raison de la réputation de son auteur. À mon cabinet nantais et dans l'attente de mon client suivant, je commençai à feuilleter mon nouveau livre. Dès le premier chapitre, Barbara Ann Brennan écrit dans les trois premières lignes sur le don de guérisseur : *Chacun en est dépositaire. Ce n'est pas un don réservé à une petite élite. Vous comme moi l'avons reçu en naissant. Chacun de nous est apte à recevoir la guérison, à apprendre à guérir et à prodiguer cette guérison, à soi-même et aux autres.*

Alors là, pour un message, c'est un message ! Enfin quelqu'un, et pas n'importe qui, affirme ce que je ne cesse de répéter ! Ces trois premières phrases, dès le premier chapitre de ce livre de Barbara Ann Brennan, m'avaient totalement conforté dans ma démarche. J'étais totalement remotivé pour exprimer cette conviction le plus possible, notamment en conférences et maintenant à travers ces quelques pages. Merci Barbara Ann Brennan !

Oui, nous avons tous, en nous, cette faculté innée, intrinsèque et inhérente à l'être humain, cette capacité à donner de l'énergie, à « soigner » par imposition des mains. Oui, nous avons tous la faculté de contribuer par différentes techniques et systèmes bioénergétiques, à proposer une meilleure santé **(note 1)**, un meilleur bien-être à autrui, à tout être vivant, à tout être humain proche comme étranger. Oui, nous pouvons cela sans don particulier autre qu'être nous-mêmes, qu'être humain. Oui nous pouvons cela facilement, en utilisant des outils et techniques simples, efficaces, à la portée de tous et de chacun.

Mon souhait, mon objectif et peut-être mon utopie, ce qui porte et sous-tend tout mon projet, c'est de mettre en marche une dynamique forte pour faire en sorte que dans chaque famille au moins une personne puisse donner des soins en magnétisme, en biomagnétisme, en reiki ou en telle ou telle autre pratique bioénergétique.

J'espère que la lecture de ces lignes y contribuera et que de plus en plus de personnes prendront conscience de ces possibles et du chemin pour y parvenir.

Je suis absolument certain que ce serait profitable pour tout le monde, pour le tout !

Ainsi se diffuseraient dans toutes les couches de la société ces pratiques et ces savoir-faire, ancestraux et modernes, adaptés à nos vies d'aujourd'hui et parfaitement naturels. Ils aideront à ce que, dans chaque famille, l'état vibratoire et donc de meilleure santé **(note 1)** soit. Ils aideront à ce que, dans chaque famille, il y ait de nombreux petits maux, voire même des grands, qui puissent être résolus à la maison naturellement. (Ceci n'exclut en rien les éventuels besoins en médecine allopathique).

Voilà qui permettrait au fil des ans de progresser encore et d'enrichir connaissances et pratiques en la matière grâce aux apports de nombreux contributeurs, de l'homme au service de l'homme.

Voilà qui permettrait par voie de conséquence de faire que cette approche aille de soi pour nos enfants, soit apprivoisée puisque côtoyée à la maison et pourquoi pas à l'école.

Cette ambition porte obligation pour tous les professionnels, à commencer par moi-même. Ils doivent continuer à se former, à chercher, à progresser, à grandir en compétences. Ils ont la responsabilité de partager, de diffuser.

Mais cette ambition porte invitation à chacun d'entre vous à vous y essayer, à apprendre et à pratiquer, à transmettre, notamment à vos enfants dès tout petits, ne serait-ce que pour les bobos du quotidien. Et bientôt vous le vivrez sans aucune interrogation, comme le simple fait de respirer, de rire, de s'embrasser, de s'aimer.

Nous pourrons ainsi partager ce que nous avons reçu, ce que nos ancêtres connaissaient déjà depuis longtemps et qui perdurera après nous. N'y a-t-il pas là un devoir envers la vie que de cultiver l'art de soigner et de guérir par imposition des mains, par syntonisation avec l'énergie et avec l'élément en cause à traiter, grâce à ce merveilleux cadeau de la nature qui est en nous, l'énergie ?

Riche de mon parcours d'apprentissage et des formations suivies, de ma propre expérience en soins à la personne, de mon parcours de formateur et de l'expérience acquise auprès des stagiaires issus de tous horizons professionnels et de toutes croyances rencontrés lors de mes formations, j'affirme très sincèrement et très sereinement : *Oui, nous sommes tous naturellement capables de recevoir et de pratiquer des soins énergétiques de type reiki, magnétisme, biomagnétisme…*

Mais n'oublions pas, surtout n'oublions pas un élément absolument essentiel : l'amour.**(41)**.

   Si nous le voulions, il n'y aurait que des merveilles ! Paul Éluard

POSTAMBULE

Je veux apporter quelques précisions à l'intention notamment des professionnels, des puristes, des experts en magnétisme et autres approches du même type. Je reconnais bien volontiers avoir par moment dans ces quelques lignes pris parfois quelques raccourcis. Mon seul et unique but dans cet ouvrage est de faire que le plus grand nombre possible de personnes rencontre ces outils naturels que sont les différentes formes de systèmes bio-énergétiques. Il ne sert à rien, cela d'ailleurs nous desservirait nous autres professionnels, de nous refermer sur nous-mêmes par trop de protectionnisme. Si je ferme, si je bloque l'information, ce sont toutes nos compétences qui se bloquent, que nous limitons. Le protectionnisme en la matière joue perdant. Grâce à l'ouverture qui, de toute façon, interviendra, avec ou sans nous car elle est dans l'air du temps, nous pouvons participer, même modestement, au développement de l'intérêt du plus grand nombre pour ces pratiques. Toutes les personnes, nous le savons bien, n'ont pas vocation à devenir des professionnels. Mais tous peuvent utiliser ces arts, de façon simple, en une sorte « d'automédication » énergétique, à leur profit. Tout au moins ils peuvent en parler autour d'eux et ainsi et par ricochet, participer au développement de ces pratiques énergétiques de soins à la personne, au bénéfice de tous, **y compris des professionnels.**

Et ça aussi, c'est une bonne nouvelle !

NOTA BENE

En ce qui me concerne et grâce au groupement des biomagnétiseurs professionnels et disciplines alternatives associées auprès duquel je suis adhérent et formateur et particulièrement grâce à son président, Michel Tachet, nous n'en sommes plus à d'éventuelles querelles de chapelles... énergétiques. En effet, nous travaillons de l'avant, dans un objectif plus ouvert et constructif au bénéfice de tous et de chacun. Notre démarche actuelle est de contribuer à construire, (ce qui se réalise déjà dans d'autres pays, en développement pour les professionnels et au bénéfice des personnes), une approche en : « médecine globale intégrative » (médecine non conventionnelle). Intégrative puisque intégrant différentes approches et intervenants que sont les praticiens en médecines énergétique, allopathique, nutritionnelle, psycho-comportementale...

Par ailleurs je « milite » pour qu'une formation professionnelle sur les pratiques énergétiques soit mise en place et reconnue par les autorités de notre pays, ceci un peu comme ou à l'instar des *Heilpraktiker* en Allemagne et autres approches comme celles réalisées en Suisse pour le Reiki, au moins. Au Canada, une recherche dans ce sens est actuellement à l'étude par les autorités.

POSTFACE

La santé, notre santé ne devrait jamais être prise en compte uniquement dès lors que nous sommes malades.

La santé devrait-être un état naturel qui se garde et qui s'entretient et/ou s'obtient ou s'acquiert, quotidiennement. La prévention devrait-être la règle.

La santé est, et/ou pourrait être là, grâce à notre comportement de tous les jours, tant environnemental que nutritionnel, tant émotionnel que sportif, tant professionnel que social et/ou sociétal. C'est en considérant cet ensemble et grâce à cela que nous pouvons ou pourrions être en bonne santé, la conserver et/ou la retrouver. Ceci évidemment en partenariat avec les différents acteurs de santé **(note 1).**

Si nous prenions bien en compte au niveau individuel et sociétal toutes les connaissances et compétences connues nous permettant d'être « ordinairement » en bonne santé **(note 1)**, alors les traitements médicaux quels qu'ils soient ne seraient plus quotidiens, mais bien l'exception. Nous tous, individuellement, nous en porterions beaucoup mieux, ainsi que l'ensemble de notre société. Il existe pour le bien comprendre suffisamment, et maintenant de longue date, d'associations sur la santé **(note 1)** au sens holistique du terme : *État de complet bien-être physique, mental et social, ne consistant pas seulement en une absence de maladie ou d'infirmité* (OMS). Des médecins tant en France qu'en Europe et ailleurs dans le monde témoignent de cela. Et de longue date. Alors ! Que faisons-nous ?

Des médecines, comme la médecine ayurvédique ou traditionnelle chinoise par exemple, cherchent à guérir la personne en l'aidant à retrouver l'équilibre perdu, ce qui constitue, selon elles, mais aussi selon bon nombre de personnes dont certains médecins en France, la véritable cause ou une large cause des maladies. On part du principe qui veut qu'un être humain en **harmonie** avec son environnement et dont le

mode de vie est **équilibré** sera naturellement heureux et en bonne santé **(note 1)**. C'est lorsque cet équilibre est rompu qu'apparaît la maladie.

Toutefois, il est bien évident que compte tenu de l'ensemble des facteurs sociaux au sens large et environnementaux, là aussi au sens large, nous devons pour un très grand nombre pour ne pas dire tous, contrôler et valider les différents et nombreux paramètres qui nous animent. C'est, à notre époque et cette fois grâce aux approches et techniques les plus modernes, entre autres, parfaitement envisageable. Hélas, les coûts, à ce jour, ne permettent pas à l'ensemble de la population d'y avoir un accès aisé. Tout ceci bien évidemment pour ceux qui ont la chance et le bonheur d'êtres nés en parfaite santé et parfaite condition, sans pathologies, maladies génétiques, ou déficiences de quelque ordre que ce soit.

REMERCIEMENTS

Un immense remerciement à mon frère Paul, sans qui rien n'aurait été de cet ouvrage. Grâce à sa générosité, sa patience et ses qualités d'écriture, sans jamais vouloir interférer dans le fond, mes écrits de départ, mots posés sur papier, ont pu prendre forme et pour ma part, belle forme. Merci également à Maïdette son épouse et compagne dans sa constante générosité altruiste à notre égard nous permettant cela.

Une et des pensées à mes parents biologiques et à tous mes frères et sœurs également biologiques, sans qui je ne serais aujourd'hui pas celui-là. Dans l'épreuve comme dans les rires, les joies et les souvenirs.

À ma compagne, Pascale. Merci à toi pour toutes ces bifurcations qui furent les nôtres. Pour ces remises en causes et ces chemins différents dans lesquels tu m'accompagnes encore et pour lesquels je sais ton soutien indéfectible ainsi que ta guidance en même temps que ta présence à mes cotés. Grand merci !

À nos enfants, qui vivent au rythme des saisons de leurs vies et de ce père, autrement.

À mon deuxième père, père de cœur, ouvreur de portes énergétiques, Bernard Babonneau, qui aujourd'hui vibre d'autres énergies.

À mon président d'association professionnelle et ami, Michel Tachet, pour sa patience, son dévouement et son opiniâtreté à nos égards, à mon égard. Mais toujours dans la bienveillance et l'amicale générosité qui est la sienne. À Paulette, sa compagne, pour le supporter et nous supporter, dans tous les sens du terme. Elle aussi bienveillante et généreuse à nous tous et à tous égards.

À Maryvonne Fisson qui elle aussi m'a ouvert un grand nombre de portes énergétiques qui vibrent encore. Elle aussi certainement active dans cet état vibratoire différent.

Spécial remerciement à hexafor, à Bertrand Hénot et Françoise, pour leur ouverture et leur bienveillance dans le respect de la différence de l'autre.

À tous mes stagiaires de formations pour leur volonté de regarder ailleurs pour voir autrement.

À toutes les personnes qui me consultent en soins et qui m'accorde cette confiance extraordinaire.

À toutes les personnes qui jalonnent, ont jalonné et jalonnerons cette vie sur mon chemin de construction humaine, et en particulier à Madame Jacqueline Tirant relectrice-correctrice de ce livre ainsi qu'à mon éditeur.

À l'énergie bien évidemment sans qui rien ne serait, ou plus exactement, grâce à qui, tout est !

Merci !

UNE STRUCTURE POUR LA SAUVEGARDE DU PATRIMOINE DES SAVOIRS ÉNERGÉTIQUES

Des personnes sont détentrices de connaissances et de compétences en soins énergétiques sous toutes sortes de formes. D'autres ont développé leur propre technique, leur propre savoir-faire. Certaines de ces personnes, comme un certain nombre de dépositaires de « dons », n'auront pas la possibilité de transmettre leurs savoirs. Des personnes n'ont jamais utilisé ou n'utilisent plus ces « dons », ces compétences et connaissances en ces domaines. Compte tenu de tout cela, j'ai créé une association dont le nom actuel est : 5ᵉ Dimension. Cette association a vocation à devenir une fondation dont les intentions de l'une comme de l'autre sont présentées dans le texte ci-dessous. La rédaction des objectifs, tant dans la forme que dans le fond, reste à préciser.

L'association 5ᵉ Dimension, a pour but :

1) De collecter auprès de déposants, cessionnaires et donateurs à titre gracieux, le plus grand nombre possible de techniques, pratiques, savoirs, savoir-faire et « outils » en magnétisme, bioénergie, énergétique, vibratoire, sous toutes leurs formes (plus spécifiquement de type « animal » ou autrement dit « humain ») et a priori non technologique ; de protéger, de conserver et de préserver leur caractère « indigène ». Cette collecte pourra être étendue à l'Europe et partout dans le monde, après concertation et accord majoritaire des membres de l'association ou de la Fondation.

2) D'assurer la confidentialité du déposant, cessionnaire, donateur à titre gracieux et, s'il le désire, de lui garantir une durée de confidentialité et de non-divulgation des techniques déposées sur une durée définie, éventuellement, par contrat préalable.

3) De structurer dans la mesure du possible et autant que de besoin les dépôts en un modèle facile à exprimer, expliquer, appliquer et reproduire, en vue de diffusion éventuelle auprès de professionnels et du grand public.

4) De proposer au grand public **des formations** à ces techniques et pratiques facilement applicables à la maison, sur de courtes périodes d'apprentissage et à des tarifs les plus abordables possible. L'ambition est d'offrir au plus grand nombre de personnes la possibilité d'acquérir une autonomie de base en ces domaines.

5) De former les futurs professionnels :
- en structurant les formations sur des niveaux de plus en plus élevés pouvant êtres maîtrisés en un apprentissage le plus complet possible ; le choix doit être proposé entre un apprentissage resserré dans le temps ou étalé en un itinéraire adapté,
- en proposant des remises à niveau.

6) D'effectuer des recherches et études afin de progresser sur des techniques et pratiques collectées ou afin d'en découvrir de nouvelles.

7) De communiquer largement
- en éditant à l'intention des professionnels une revue annuelle de publication des travaux et recherches, objet de l'association ; cette publication pourra, en tout ou partie, être étendue aux particuliers, aux associations,
- en proposant des conférences,
- en participant à toute contribution utile, notamment à des articles dans des revues de santé.

8) D'envisager des modalités adaptées de sensibilisation et d'éveil des plus jeunes à ces pratiques énergétiques et à leurs potentiels.

9) De favoriser l'ouverture de « maisons holistiques » ou « maisons d'Hippocrate », où seraient regroupés un certain nombre de praticiens en disciplines alternatives associées, dans la limite des compétences et moyens financiers de l'association.

10) De contribuer au financement de formations suivies par des professionnels ou des particuliers, au sein de l'association ou ailleurs, sous certaines conditions à définir.

Cette ambition nécessite :

- d'inscrire l'action de la structure dans le temps dans un engagement volontaire d'assurer la pérennité de son œuvre,
- de collecter les fonds financiers adaptés à la bonne réalisation de cette œuvre.

Pour adhérer à l'association 5ᵉ Dimension ; pour lui transmettre vos connaissances, compétences ; pour faire un don ; pour poser une question ; ou pour toute information complémentaire :

Association 5ᵉ Dimension

16, Brandy
44460 Fégréac.

France

Ils ne savaient pas que c'était impossible, alors ils l'ont fait !

Samuel Langhorne Clemens, dit Mark TWAIN (1835-1910)

NOTES

Note 1

*La **santé** est un état de complet bien-être physique, mental et social, et ne consiste pas seulement en une absence de maladie ou d'infirmité.*

Cette définition est celle du préambule de 1946 à la Constitution de l'Organisation mondiale de la santé (OMS).

Préambule adopté par la Conférence internationale sur la Santé, New York, 19-22 juin 1946; signé le 22 juillet 1946 par les représentants de 61 États. (Actes officiels de l'Organisation mondiale de la Santé, n°. 2, p. 100) et entré en vigueur le 7 avril 1948 à la Constitution de l'Organisation mondiale de la santé. Cette définition de l'OMS n'a pas été modifiée depuis 1946. Elle implique que tous les besoins fondamentaux de la personne soient satisfaits, qu'ils soient affectifs, sanitaires, nutritionnels, sociaux ou culturels et du stade de l'embryon, voire des gamètes, à celui de la personne âgée.

http://fr.wikipedia.org/wiki/Santé.

Note 2

Pour le grand public, pour monsieur et madame Tout-le-monde, le terme de bioénergéticien (voir ci-dessous) ne correspond hélas à rien de facilement définissable et donc à rien de facilement identifiable dans les domaines du soin à la personne par imposition des mains ! Toutefois et pour une information précise, je vous donne en lecture des informations empruntées à l'Association française de bio-énergie (www.francaise-bio-energetique.com) :

La bioénergétique est l'ensemble des thérapies que pratiquent les bioénergéticiens. Ces thérapies se fondent soit sur une explication rationnelle, soit sur une expérience solide, crédible ou reconnue par la tradition. Toute forme de charlatanisme est exclue. La bioénergie est l'énergie du vivant. La bioénergétique est la science de la bioénergie (tout comme l'informatique est la science de l'information). Ces deux mots ne désignent pas la même chose. La bioénergie ou l'information désignent la science tandis que la bioénergétique ou l'informatique désignent la science qui étudie la bioénergie ou l'information et l'ensemble des disciplines bioénergétiques. Le bioénergéticien pratique l'étude de la science de la bio-énergie, c'est à dire la bioénergétique. Le terme de bio-énergie repris par Alexander Loewen a été lancé par le célèbre médecin psychanalyste Wilhelm Reich, pour désigner l'énergie d'orgone (l'éther) qui emplissait selon lui tout l'espace. Le terme bioénergie à été abusivement, et de façon éphémère, repris par les fabricants de carburants tirés des plantes, auxquels il n'est pas question de l'abandonner.

Je me permets d'ajouter que selon moi la bioénergétique inclut les diverses compétences de transmissions et de captations/transmissions de l'énergie, comme : le magnétisme, le biomagnétisme, le rééquilibrage énergétique, le reiki, etc. Il est sans doute possible d'y ajouter : le toucher thérapeutique, la technique des polarités, le corps-miroir, et probablement ou peut-être d'autres encore.

Note 3

La biologie de l'habitat est plus communément connue sous le nom par trop réducteur de « géobiologie ». En effet, la géobiologie est une science à part entière mais n'est qu'une partie des recherches effectuées pour évaluer la santé de la maison. Le nom le plus approprié de la santé de la maison est, de mon point de vue comme de celui de mes professeurs en ce domaine, « biologie de l'habitat ».

Note 4

*La **guérison** est un processus biologique par lequel les cellules du corps se régénèrent pour réduire l'espace d'une région endommagée par la nécrose. La guérison implique la suppression du tissu endommagé et le remplacement de ce tissu. Le remplacement peut se produire de deux façons :*

•   *Par régénération : les cellules nécrotiques sont remplacées par le même tissu qu'auparavant ;*

•   *Par réparation : le tissu originel est remplacé par un tissu cicatrisé.*

La plupart des organes peuvent guérir en utilisant un mélange des deux processus.

Dans le paranormal, on retient parfois des phénomènes de guérison miraculeuse.

Il est reconnu que la médecine aide seulement à la guérison, mais ne donne pas la guérison. Elle soulage le patient en atténuant l'inflammation, la douleur, parfois en remplaçant le tissu atteint, à d'autres moments en augmentant les défenses immunitaires, ou en inhibant l'action de bactéries/virus.

Note 5

"Nous sommes tramés dans un substratum d'ondes électromagnétiques constitué par la superposition d'un champ magnétique et d'un champ électrique associés. Il n'y a donc plus d'antinomie : l'onde magnétique immatérielle représentant l'unité se manifeste dans la dualité existentielle, matérialisée par les limites des formes, soit les polarités électriques qui créent une différence de potentiel garantie du vivant. Dans des appareils tels que les ordinateurs, la mémoire – donc l'information – est codée dans le magnétisme. Ceci peut nous conduire à penser que, dans notre univers, le champ magnétique est le support de l'information et par conséquent gardien du « savoir ». Il est le garant du « je suis » immatériel par excellence, puisqu'il s'agit de la conscience, depuis la particule, la pierre, le végétal ou l'animal et jusqu'au psychisme humain.

Ainsi, la théorie de J. Charon, physicien et philosophe se trouve confirmée : les quarks ne seraient que les composantes du champ magnétique support de l'information. Quant au neutrino, il serait le vecteur de ce même champ magnétique. Comme il est impossible d'arrêter le temps – le champ magnétique n'a pas de polarités séparées – il n'existe qu'un passé fait de mémoire (de souvenirs) et un futur. Le magnétisme est à la base de l'Univers et responsable de toute interaction puisque rien ne peut arrêter un champ magnétique. Nous savons aussi qu'un champ magnétique est toujours accompagné du champ électrique correspondant. La particule vectrice est le photon. Celui-ci est une particule énergétique qui matérialise l'onde informationnelle. C'est ainsi que l'on retrouve toujours et partout l'association des photons et des neutrinos rendant compte du magnétique et de l'électrique, inséparables. L'immatériel et le matériel sont donc toujours présents ensemble. Le Dr Larry Boren, dans un ouvrage publié en 1965 (en cours de réédition), soutient que : *La force magnétique vient en premier, ensuite la force électrique.* Il ajoute, à juste titre que : *La vague électromagnétique mériterait une nouvelle nomenclature. On devrait dire plutôt :« vague magnétique électrique ».*

La mémoire de toute chose réside dans le magnétisme, porteur de l'information.
Jacqueline Bousquet sur le site : www.retrouversonnord.be/atmagnetisme.htm

Note 6

Franz Anton Mesmer (1734-1815) est le premier qui fit réellement connaître officiellement le magnétisme en Europe, et plus particulièrement en France. Il fonda la théorie du magnétisme animal (mesmérisme) et se battit longtemps contre l'Académie de médecine qui ne voulait pas reconnaître le bien-fondé des théories qu'il avançait. Mesmer soignait par imposition des mains, comme tout magnétiseur, mais il avait aussi inventé des appareils qui permettaient de traiter un nombre important de malades dans des cuves spéciales. Ces baquets étaient installés dans des salons fréquentés par la haute société de l'époque.

Le mesmérisme que Mesmer lui-même nomma plus tard « magnétisme », est à l'origine de l'hypnose qui fut la plus grande thérapie du XIXe siècle. Elle est également à l'origine de la psychologie moderne et de toutes les formes thérapeutiques qui se sont développées aux XXe siècle, y compris la psychanalyse, les approches cognitivo- comportementales et bien sûr les approches systémiques, centrés solutions et l'hypnose éricksonienne.

Note 7

Le procédé dit « photographie Kirlian » ou « effet Kirlian » a été découvert accidentellement en 1939 par le technicien russe Semyon Kirlian et sa femme Valentina Kirlian. La photographie Kirlian, ou photographie à haute fréquence, permet de visualiser un halo lumineux ressemblant à une aura de couleurs variées, large d'environ un à trois centimètres, autour d'objets ou d'êtres vivants. Ce halo lumineux est expliqué par « une ionisation gazeuse engendrée aux abords immédiats du sujet plongé dans un fort champ électrique alternatif ».

Note 8

Le taux vibratoire : l'énergie se transmet par vibrations et se mesure par une fréquence vibratoire. Le son ou la lumière, par exemple, se caractérisent par des fréquences vibratoires. Le corps humain qui n'est qu'une concentration d'énergie vibre à un niveau somme toute relativement bas. Toutes les matières, arbres, animaux, minéraux… humains présentent des taux vibratoires différents. Le taux vibratoire s'exprime en Unités Bovis (UB) et varie selon les espèces. Les humains eux vibrent en moyenne entre 6 000 et 9 000 UB. La référence de base moyenne de l'être humain en bonne santé est de 6 500 à 7 500 UB. Toute mesure inférieure indique une perte d'énergie, toute mesure supérieure indique un gain, une réserve d'énergie. Certaines personnes, grâce à leur travail en développement personnel et peut-être plus particulièrement spirituel, peuvent vibrer beaucoup plus haut et influent ainsi sur l'élévation globale du taux vibratoire de la planète, mais aussi, influent de façon vibratoire positive sur les personnes qui les approchent.

Note 9

C'est grâce à la compétence de monsieur Bernard Henot, maître praticien en programmation neuro- linguistique, en hypnose éricksonienne et en reiki, que nous commençons à inclure l'hypnose éricksonienne aux soins en reiki et aux soins bioénergétiques à la personne. Cette procédure, actuellement encore simple dans son approche et son application, est pour moi le début prometteur de l'un des buts que je cherchais à voir se réaliser. J'en suis extrêmement heureux, car nous touchons enfin à la réunification de ces deux pratiques que sont le magnétisme et l'hypnose éricksonienne, afin de les utiliser ensemble en complémentarité, comme le pratiquait Franz Anton Mesmer, mais cette fois de façon moderne, bien comprise et reproductible.

Par ailleurs, l'approche narrative, formation dispensée dans le centre de formation hexafor de Nantes par le Dr Julien Betbèze, monsieur Bertrand Hénot et madame Dina Sherrer, est un bien bel et performant exemple d'une approche efficace dans le respect de l'intégrité des personnes. Les soins des diverses techniques bio-énergétiques y sont parfaitement complémentaires.

Note 10

Aéther, ou éther, fluide subtil remplissant selon les anciens, les espaces situés au-delà de l'atmosphère terrestre. Fluide impondérable, qui remplit les espaces, pénètre tous les corps et que les physiciens considèrent comme l'agent de transmission de la lumière, du magnétisme, etc. Pour les chimistes, c'est aussi un liquide très volatil, provenant de la combinaison d'un acide avec un alcool, l'éther. C'est pourquoi, pour éviter les confusions, nous préférons utiliser l'orthographe aéther, qui correspond mieux à l'idée qui est la nôtre. Arzh Bro Naoned.

Note 11

Souvent il est dit : *C'est la formule qui vous trouve et non pas vous qui trouvez la formule*, ceci pour ceux qui cherchent à conjurer, sans avoir été initiés. Celui qui cherche trouve toujours. Essayez !

Note 12

C'est lors d'une visite en famille au planétarium de Nantes que nous avions découvert une image ô combien surprenante et belle. Après une heure de visionnage de toute beauté sur notre système solaire, les étoiles et la voûte céleste de notre hémisphère Nord, le présentateur, à la toute fin du film, nous proposa de voir ce que nous pouvions percevoir du rayonnement d'échange d'énergie émis entre deux champs de galaxies. (Pour ceux qui ne savent pas ce que peut représenter un champ de galaxies, je vous invite à en faire la recherche). Là, sous nos yeux ébahis, un amas de galaxies un peu lointain sur la gauche, un autre amas de galaxies un peu lointain sur la droite et entre les deux et sur un fond d'un noir profond, un rayonnement, comme un nuage étiré et irrégulier de filaments de couleur violette, traversant le cosmos et réunissant ces deux champs de galaxies. Merveilleux ! D'autant plus qu'en reiki, la couleur de l'énergie universelle de vie est le violet.

Note 13

Convention mentale : accord passé avec soi-même, « dans sa tête », avec l'aide ou pas de son inconscient, sur un besoin d'information, d'une recherche, d'une détection. En radiesthésie, le type de convention est particulier et spécifique. Le praticien détermine au préalable une convention mentale du type : « Je recherche de l'eau. », ou, « Je trouve le réseau global. », etc.

Note 14

L'initiation Reiki est réalisée par le formateur maître praticien. Elle consiste en une transmission de l'énergie « reiki » par l'intermédiaire du canal du praticien, à l'élève stagiaire receveur. Le Maître reiki y additionne les vibrations des ondes de formes symboles reiki pour l'ouverture des centres de captation/transmission de l'énergie universelle, via les chakras, incluant ceux des mains qui captent et qui transmettent. Cette initiation a lieu selon un protocole traditionnel spécifique établi.

INDEX

1/ Bruce H. Lipton, *Biologie des croyances,* éditions Ariane.

2/ Lynne Mc Taggart, *Le Champ de la cohérence universelle*, éditions Ariane.

3/ René Bouchet, De Mû... de l'Atlantide... aux Druides/ éditions Guy Trédaniel.

4/ Madame Jacqueline Bousquet : www.arsitra.org

5/ Frédéric Lenoir & Violette Cabesos, *La Promesse de l'Ange*, éditions Albin Michel.

6/ Association Bio Électronique de Vincent : www.bevincent.com

7/ Michel Odoul, *Dis-moi où tu as mal, je te dirai pourquoi*, éditions France Loisirs.

8/ Barbara Ann Brennan, *Le Pouvoir bénéfique des mains/ & Guérir par la lumière*,Tchou, éditions Sand.

9/ Marc Leyssenne, *Aura mon Âme sœur*, éditions Maralegsanne.

10/ David Servan-Schreiber, *Guérir*, éditions Robert Laffont.

11/ Luc Bodin, *Guide de la médecine globale et intégrative,* éditions Albin Michel.

12/ Pierre Lance, *Savants maudits, Chercheurs exclus*, éditions Presses de Valmy.

13/ Jean Yves Bilien : www.filmsdocumentaires.com jeanyvesbilien.com

14/ Abbé Mermet, *Comment j'opère*, éditions de la maison de la Radiesthésie.

15 / Jacques La Maya, *La médecine de l'habitat*, éditions D'Angles.

16/ Félix et William Servranx : www.servranx.com

17/ Paul Clément Jagot, *Comment guérir par le magnétisme, traité théorique et pratique de magnétisme curatif*, éditions Dangles, collection Initiation.

18/ Hector Durville, *Théories et procédés du magnétisme*, éditions Henri Durville.

19/ Marlo Morgan, *Message des hommes vrais au monde mutant*, éditions Albin Michel.

20/ Association Française de Bio Energie : www.francaise-bio-energetique.com

21/ www.retrouversonnord.be/atmagnetisme.htm

22 / Georges Vergnes, *Les Exorcistes sont parmi nous*, éditions Robert Laffont.

23/ Tabish Griziotti, *Le Reiki*, éditions De Vecchi

24/ Shakti Gawain, *Techniques de visualisation créatrice*, éditions Vivez Soleil.

25 / Don Miguel Ruiz, *Les Quatre Accords toltèques*/ éditions Jouvence.

26/ Masaru Emoto, *L'Eau, mémoire de nos émotions*, éditions Guy Trédaniel.

27/ Marcel Bocquel, *Mystérieux et merveilleux sixième sens*, éditions Société des Écrivains.

28/ A. Bélizal & P.A. Morel, *Physique micro-vibratoire et forces invisibles,* Desforges éditeur.

29/ Dominique Bourdin, *Le Langage secret des couleurs*, éditions Grancher.

30/ Marie Elia, *Rencontres avec la splendeur - Le pouvoir guérisseur des lettres hébraïques*, éditions A.L.T.E.S.S., Paris

31/ Colette Le FLoch, *La Numérologie créative - découvrez votre mission de l'Âme,* éditions DANGLES.

32/ Frédéric Rosenfeld, *Méditer c'est se soigner*, éditions des Arènes.

33/ Philodendron, Sanseviera, Lierre, Chamaedora, Spatiphyllum, …

34/ Dr Catherine Kousmine, *Méthode Kousmine*, éditions Jouvence.

35/ Dr Jean Seignalet, *L'Alimentation ou la 3ᵉ médecine*, collection Écologie Humaine, François-Xavier de Guibert.

36/ www.omnicuiseur.com

37/ Arzh Bro Naoned, *Énergies sacrées Les Runes*, éditions Guy Trédaniel.

38/ Association E.V.H. (Étude Vie Habitat) – étude-Vie-Habitat@wanadoo.fr,

39/ Groupement des Biomagnétiseurs Professionnels et Disciplines Alternatives Associées, www.biomagnetiseur.com

40/ Association Santé Solidarité/ 34, rue des Hauts pavés 44000 NANTES, 02 40 48 62 75, www.sante-solidarite.com

41/ Luc Besson, *Le Cinquième Élément*/ (film).

BIBLIOGRAPHIE

Dominique Coquelle, *Le Pendul'or*, éditions Trajectoire, 2003.

André Stern, *Le Guide du guérisseur magnétiseur débutant*, éditions Axiome, 2004.

Kaly, *Initiation à la pratique du magnétisme*, éditions Exergue, 2009.

Michel Nicole, *Initiation au magnétisme curatif*, éditions Dangles, 1992.

Hector Durville, *Théories et procédés du magnétisme, École pratique du magnétisme*, éditions Henri Durville, 1939.

Paul-Clément Jagot, *Comment guérir par le magnétisme, traité théorique et pratique de magnétisme curatif*, éditions Dangles, collection Initiation,1985.

Barbara Ann Brennan, L*e Pouvoir bénéfique des mains*,Tchou, éditions Sand, 1993.

Barbara Ann Brennan, *Guérir par la lumière*, Tchou, éditions Sand, 2008.

Shakti Gawain, *Techniques de visualisations créatrices*, éditions Vivez Soleil, 1995.

Tabish Griziotti, *Le Reiki*, éditions De Vecchi, 1997.

Marlo Morgan, *Message des hommes vrais au monde mutant,* éditions Albin Michel, 1995.

Don Miguel Ruiz, *Les Quatre Accords toltèques*, éditions Jouvence, 2005.

Arzh Bro Naoned, *Énergies sacrées, les Runes*, Guy Trédaniel éditions, 1991.

François-Xavier Chaboche, *Vie et mystère des nombres*, éditions de Compostelle, 1989.

Masaru Emoto, *L'Eau mémoire de nos émotions*, Guy Trédaniel éditions, 2003.

Dr Janine Fontaine, *La Médecine des chakras*, éditions Robert Laffont, 1993.

Inna Segal, *Langage secret de votre corps*, Guy Trédaniel éditions, 2008.

Michel Odoul, *Dis-moi où tu as mal je te dirai pourquoi*, éditions France Loisirs, 2003.

David Servan-Schreiber, *Guérir*, éditions Robert Laffont, 2003.

Marc Leyssenne, *Aura mon âme sœur*, éditions Maralegsanne, 2009.

Pierre Lance, *Savants maudits Chercheurs exclus*, éditions Presses de Valmy, 2001.

Georges Vernes, *Les Exorcistes sont parmi nous*, éditions Robert Laffont, 1978.

Alexandre Lucas, *Être acteur dans sa vie*, Alexandre Lucas éditeur, 2003.

Dominique Bourdin, *Le Langage secret des couleurs*, éditions Grancher, 2006.

Dr Deepak Chopra, Le Corps quantique, éditions Inter Éditions, 1990/J'ai lu, 2009.

Dr Fréderic Rosenfeld, *Méditer c'est se soigner*, éditions Des Arènes, 2007.

Marie Elia, *Rencontres avec la splendeur, le pouvoir guérisseur des lettres hébraïques*, éditions A.L.T.E.S.S., 2007.

James Redfield, *Et les hommes deviendront des dieux*, éditions Robert Laffont, 2003.

James Redfield, *La Prophétie des anges*, éditions Robert Laffont, 2003.

Abbé Mermet, *Comment j'opère*, éditions Maison de la radiesthésie, 2005.

Jacques La Maya, *La Médecine de l'habitat*, éditions Dangles, 2005.

Auguste Coudray, *Langages oubliés de compagnons et maîtres d'œuvre*, réalisé avec le concours de l'association Mille Chemins ouverts, 1997.

Louis-Marie Poucet, *Se faire un chemin au 21ᵉ siècle, vers la cinquième dimension*, éditions Lanore, 2011. *Debout les jeunes*, éditions Persée, en cours d'édition.

Omraam Mikhaël Aïvanhov, *Les Fruits de l'arbre de vie*, éditions Prosveta, 2008.

Dan Millman, *Votre chemin de vie*, éditions Octave, 1993, 2010.

Shalila Sharamon & Bodo J. Baginski, *Manuel des chakras*, éditions Médicis, 1992.

Marcel Bocquel ,*Mystérieux et merveilleux sixième sens*, éditions des Écrivains, 2006.

Désiré Le Gall, *Les Racines du bien-être*, éditions JMG, 2007.

Félix & William Servranx, *Radionique et actions à distance*, éditions Servranx, 1995.

Baudouin Burger, *La Langue des oiseaux, le sens caché des mots*, éditions Le Dauphin Blanc, 2003.

Yves Jacquet, *Les Chants hermétiques et la langue des oiseaux*, éditions musicales Lugdivine, 2005.

Jean Yves Bilien, www.filmsdocumentaires.com / www.jeanyvesbilien.com

Lauterwasser, www.wasserklangbilder.de/html/home_e.html

Dr Marianne Dencausse, www.mariannedencausse.com

Michel Dogna, Prenez en main votre santé, Guy Trédaniel éditions, 2001.

On a demandé au Dalaï Lama :

Qu'est ce qui vous surprend le plus dans l'humanité ?

Il a répondu :

Les Hommes, parce qu'ils perdent la santé pour accumuler de l'argent, ensuite ils perdent

l'argent pour retrouver la santé.

Et, à penser anxieusement au futur, ils oublient le présent, de telle sorte qu'ils finissent par ne

vivre ni le présent ni le futur.

Ils vivent comme s'ils n'allaient jamais mourir.

Et ils meurent comme s'ils n'avaient jamais vécu.

Paul Maisonneuve est passionné d'écriture et d'oralité.

Il écrit vos histoires de vie : histoire familiale pour transmission aux enfants et petits enfants, histoire professionnelle, témoignages de vie dans une commune, expérience particulière, voyage, ...

Il conte : spectacle tout public, veillé à domicile, balade contée, médiathèque, centre de loisirs, ...

Contact : paul.maisonneuve@wanadoo.fr

Tables des Matières

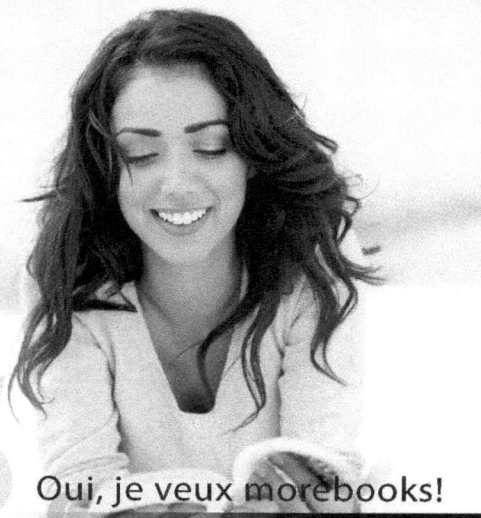